W0011549

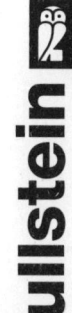

ullstein

Das Buch

Als Autor und Referent im Bereich der Psychosomatischen Medizin und der Gesundheitsbewegung genießt der bekannte Ganzheitsmediziner Dr. Ruediger Dahlke seit Jahren hohes Ansehen. In diesem Buch beschreibt er sein umfassendes Gesundheitsprogramm, in dessen Mittelpunkt die Grundpfeiler eines gesunden Lebens stehen: Bewegung, Ernährung, Atmung und Entspannung.

Der Autor

Dr. med. Ruediger Dahlke, geboren 1951, studierte Medizin in München und bildete sich zum Homöopathen und Psychotherapeuten weiter. Seit 1978 ist er zudem als Fastenarzt und Seminarleiter tätig.

Von Ruediger Dahlke sind in unserem Hause bereits erschienen:

Reisen nach Innen
Habakuck und Hibbelig
Das senkrechte Weltbild

Ruediger Dahlke

Das Gesundheits-
programm

Vital durch Atmung, Bewegung,
Ernährung und Entspannung

Ullstein

Besuchen Sie uns im Internet:
www.ullstein-taschenbuch.de

Umwelthinweis:
Dieses Buch wurde auf chlor- und säurefreiem Papier gedruckt.

Neuausgabe im Ullstein Taschenbuch
1. Auflage Juni 2009
© Ullstein Buchverlage GmbH, Berlin 2006
© 2004 by Heinrich Hugendubel Verlag, Kreuzlingen/München
Umschlaggestaltung: HildenDesign, München
Titelabbildung: © mauritius images/emotive images
Satz: LVD GmbH, Berlin
Gesetzt aus der Goudy Sans Book
Druck und Bindearbeiten: CPI – Ebner & Spiegel, Ulm
Printed in Germany
ISBN 978-3-548-37273-0

Inhalt

Vorwort

Bewegung, Ernährung, Atmung, Umweltbewusstsein und Entspannung: Diese Themen bilden das materielle Fundament des Lebens. Wenn diese Bereiche im Lot sind, geht es uns gut. Dorthin will dieser ganzheitliche Gesundheitsratgeber führen. In kurzer prägnanter Form, so einfach und klar wie möglich, ohne Wesentliches zu unterschlagen, zeigt er Wege zu einem gesünderen Leben, die leicht zu verwirklichen sind und neue Perspektiven schaffen. Dabei will ich erklären, warum wir einiges umstellen, anderes weglassen und manches neu entdecken sollten, um uns und unser Leben voranzubringen.

Egal, ob Sie bisher lieber auf dem Sofa saßen als durch Parks zu joggen, und wenn Ihnen Fast Food besser schmeckte als Obst und Gemüse: Einsteigen in dieses ganzheitliche Gesundheitsprogramm kann jeder. Wer sich bisher kaum um seine Ernährung und Bewegung gekümmert hat, wird mit wenig Einsatz enorme Fortschritte machen und seine Gesundheit verbessern. Aber man muss auch erkennen, wann es des Guten zu viel wird. Dieser Punkt ist erreicht, wenn sich das ganze Leben nur noch um Ernährung oder Sport zu drehen beginnt. Doch keine Angst: Auf die wichtigsten Fallen wird aufmerksam gemacht.

Also, am besten Sie fangen gleich an mit Ihrem neuen Leben und tun damit nicht nur Ihrem Körper, sondern auch Ihrer Seele Gutes. Bereits *Theresa von Avila* war vor nahezu 500 Jahren der Ansicht, dass wir gut zu unserem Körper sein sollten, da-mit die Seele gern in ihm wohne. Und damit sie das auch recht lange tut, hat auch »Anti-Aging« seinen Platz in diesem Gesundheitsratgeber. Denn es ist gar nicht so schwer, älter zu werden und dabei jung und vital zu bleiben.

Ihr Ruediger Dahlke

Die allgemeine Motivationssituation

Jüngste Erhebungen des Market-Instituts im Auftrag der Merkur-Versicherung ergeben einen deutlichen Bewusstseinszuwachs im Hinblick auf die Gesundheit der Österreicher, der insgesamt repräsentativ für den deutschsprachigen Raum sein dürfte. Allerdings hat er nicht gleichmäßig, über alle Schichten verteilt stattgefunden. So machen sich vor allem Frauen Gedanken um Gesundheit. Jugendliche beiderlei Geschlechts und Männer vermeiden dies dagegen eher. Demnach gelten junge Männer als Risikogruppe; wohingegen Frauen über 35 die besten gesundheitlichen Karten im Lebensspiel haben. Leider enthüllen die jüngsten Befragungen zu Beginn des Jahres 2004, dass die Kluft zwischen den »bewussten« Frauen und den »unbewussten« Männern noch größer werden wird. Wer sich bereits frühzeitig für seine Gesundheit interessiert, dem wird sie im Laufe des Lebens sogar noch wichtiger werden; die anderen werden den Gesundheitsaspekt immer weiter verdrängen und dazu neigen, den Kopf noch tiefer in den Sand zu stecken.

Die Mehrheit der befragten Personen gibt an, in gesundheitlicher Hinsicht am meisten von Lebenspartnern und Verwandten motiviert zu werden. Dann folgen Freunde und zuletzt die Ärzte. Durch meine Erfahrungen mit Firmentrainings weiß ich seit langer Zeit um diesen Zusammenhang: Wenn es nicht gelingt, die Lebenspartner mit einzubeziehen, sind zum Beispiel Ernährungs- und Entspannungsthemen kaum erfolgreich ins Leben zu integrieren.

Insofern hoffe ich, dass dieses Buch, das vor allem Frauen über 35 Jahren in die Hände fallen wird, den Weg auch in die Herzen der besonders gefährdeten männlichen Partner finden wird; diese hätten es mit Abstand am nötigsten.

Was die Gesundheitspolitik angeht, ergeben die Untersuchungen des Market-Instituts, dass die Hoffnung größer, je geringer das Bildungsniveau der Befragten ist. Insgesamt glauben aber bereits 56%

der Österreicher nicht mehr daran, dass ihr Gesundheitssystem noch länger zu finanzieren sein wird. Darüber hinaus wird der Schulmedizin längst nicht mehr blind vertraut; das Vertrauen nimmt mit dem Bildungsniveau der Befragten stark ab. Obwohl die Schulmedizin immer mehr leisten kann, stößt sie bei den Befragten auf wachsende Skepsis und sogar Ablehnung: 70% der Österreicher gehen beispielsweise davon aus, dass zu viele schulmedizinische Medikamente verschrieben werden. Bei Akademikern und Abiturienten steigt dieser Anteil sogar auf 76%. Lediglich 27% haben noch das Gefühl, dass die Verschreibungspraxis in Österreich angemessen ist, unter ihnen überdurchschnittlich viele Pflichtschulabgänger und Rentner.

Inzwischen kennen über 80% der Bevölkerung die Homöopathie; rund die Hälfte davon lässt sich entsprechend behandeln. Akupunktur ist sogar 90% ein Begriff, und jede vierte Person hat sie bereits anwenden lassen. Insgesamt nimmt aber die Zufriedenheit mit dem eigenen Gesundheitseinsatz ab. Im Jahre 2001 waren noch 62% der Österreicher mit ihrem Gesundheitsverhalten zufrieden, 2002 waren es bereits nur noch 47%; 52% hatten sich eigentlich mehr vorgenommen, konnten sich jedoch nicht dazu durchringen. Diese Diskrepanz zwischen Wollen und Handeln wird generell größer. An diesem Punkt hoffe ich mit diesem Gesundheitsprogramm weiterhelfen und motivieren zu können. Die Chancen dafür stehen nicht schlecht, denn die Befragung der 1000 repräsentativen Österreicher ergab, dass zunehmend mehr Menschen unter ganzheitlicher Gesundheit nicht nur körperliches Wohlbefinden (88%), sondern auch geistige Fitness (72%) und das Gleichgewicht zwischen Körper, Geist und Seele (69%) verstehen. Seelische Stabilität rangiert bei 62% gleichauf mit physischer Fitness.

Solche erfreulichen Einstellungsänderungen schlagen sich auch in praktischen Aktivitäten und Veränderungen nieder: Immer mehr Menschen sind bereit, in eigener Verantwortung etwas für ihre Gesundheit zu tun, und der Anteil der Aktivisten steigt kontinuierlich. Als bewegungsfreudig stuften sich 1999 noch 70 % der Österreicher ein; im Jahr darauf waren es bereits 81 %. Insgesamt joggt bereits jeder vierte Österreicher, um seine Gesundheit zu fördern; bei den unter 40-Jährigen sogar jeder dritte. Das hat natürlich auch mit dem Laufboom der vergangenen Jahre zu tun, selbst wenn Radfahren sogar noch beliebter und verbreiteter zu sein scheint: Nahezu ein Drittel der Bevölkerung schwört darauf.

Was die Ernährung angeht, hatten im Jahre 2000 immerhin 70 % den Eindruck, sich ausreichend gesund zu ernähren. Im Jahre 2001 stieg dieser Anteil noch einmal auf beachtliche 78 %. Im Jahre 2001 nahmen 56 % der Menschen zusätzlich Vitamine und andere Nahrungsergänzungen zu sich, was auf ein Defizitgefühl schließen lässt.

Ein erfreulicher Aspekt betrifft die »Gesundheitsurlaube«: Von 1999 bis 2001 stieg ihr Anteil um 90% an. 1999 hatten sich 13% der Österreicher für einen Gesundheitsurlaub entschieden, 2001 aber schon 25%. Hier bietet sich eine große Chance. Aus den Gesundheitswochen und Fastenseminaren, die ich seit vielen Jahren regelmäßig halte, weiß ich, wie sehr eine Woche den Lebensfahrplan verbessern und das Ruder des Lebensschiffes herumreißen oder doch wenigstens sanfte Kursveränderungen anbahnen kann. Wenn dieses vorliegende Programm Anstöße in solch eine Richtung vermittelt, würde ich mich mit jedem freuen, der sich seinerseits eines gesünderen Lebens erfreut.

Dass es möglich ist, habe ich oft miterleben dürfen und weiß es aus eigener Erfahrung. Und damit sind Sie dran!

Bewegung

Ein Baby heranwachsen zu sehen, macht uns das Wunder des Lebens deutlich. Und uns wird klar, dass wir trotz modernster Technik und der sich daraus ergebenden Selbstüberschätzung nicht einmal einen einzigen menschlichen Finger konstruieren können oder auch nur einen Grashalm. Wer von Gott als dem Schöpfer nichts mehr wissen will, macht vielleicht die Evolution für all diese unnachahmlichen Wunder verantwortlich, die uns die Schöpfung enthüllt, wenn wir sie nur sehen wollen. Dass wir uns an die Fülle dieser natürlichen Wunder im Mikrokosmos unseres Körpers und im Makrokosmos der uns umgebenden Natur gewöhnt haben, ändert nichts an deren Einzigartigkeit.

Unser Körper ist in seinem Aufbau und in seinen Funktionen – selbst wenn wir nur seine mechanische Seite betrachten – ein beispielloses Wunderwerk. Das nehmen wir gerne hin und ignorieren ihn so lange, bis etwas nicht mehr funktioniert. Dann erst werden wir aufmerksam und merken, was uns verloren geht. Menschen, die ihr Leben in Ekstase feiern, sind da anders. Sie leben auf einem hohen Bewusstseinsniveau, sind sich auch der kleinsten Dinge, die jeder Augenblick zu bieten hat, sehr bewusst. Wie der Zen-Meister, der auf die Frage, wie er es schaffe, so heiteren Gemüts ein so wundervoll kontemplatives Leben zu führen, antwortete: »Wenn ich sitze, sitze ich, wenn ich gehe, gehe ich, und wenn ich esse, esse ich.« »Aber das tun wir doch auch!«, entgegneten die Schüler. Da antwortete der Zen-Meister: »Im Gegenteil, wenn ihr sitzt, denkt ihr schon ans Aufstehen, wenn ihr aufsteht, denkt ihr schon ans Gehen, und wenn ihr geht, schiebt ihr euch schon den ersten Bissen zwischen die Lippen.« Das Geheimnis liegt also im jeweiligen Augenblick.

Wenn wir uns des Wunders unseres Körpers erst bewusst werden, ist es wirklich recht spät, und wir nehmen ihn dann nur über seine Missfunktionen wahr. Lediglich wenn er schmerzt, bekommt er Aufmerksamkeit; nur wenn er nicht mehr funktioniert, wie wir uns das vorstellen, findet er die nötige Beachtung.

Das zeigt sich schon daran, wie und wann wir uns bewegen. Sind wir nicht gerade Sportler, finden körperliche Übungen bei uns im Westen kaum statt. Allenfalls, wenn sie uns der Arzt verordnet hat, in Form von Krankengymnastik. Dem Körper vieler Menschen bleibt also gar nichts anderes übrig, als über schlechtes Funktionieren, über Blockaden, Widerstände und Ausfälle die notwendige Beachtung zu suchen. Wenn die Anwohner einer verkehrsreichen Durchgangsstraße diese blockieren, bekommen sie plötzlich landesweite Aufmerksamkeit. Solange sie sich brav vergiften lassen, kümmert sich kein Mensch um ihr Anliegen. Ähnlich ergeht es dem Organismus, der, über lange Zeiten ignoriert, irgendwann und meist recht spät, die Notbremse zieht. Dann wird er wahrgenommen und mit Sorgfalt behandelt, solange er schlecht funktioniert. Bemerken wir nichts mehr an ihm, kümmern wir uns nicht mehr. Ähnlich schlimm ergeht es Kindern, die die Beachtung und Zuwendung ihrer Eltern nur bei Krankheit bekommen. Das führt geradezu zum Erlernen und Beibehalten von Krankheitsmustern. Beispiel: Asthma bronchiale. Forschungen zeigen, dass asthmatische Atmung tatsächlich erlernbar ist. Wenn ein Kind, um das man sich nicht viel kümmert, merkt, dass es durch seinen schlimmen Husten die Mutter tagelang ganz für sich haben kann, wird es unter diesem Husten gar nicht mehr so leiden. Wenn dieser sich über Wochen hinzieht und in eine Bronchitis übergeht, verlängert das immerhin auch die so ersehnte Zweisamkeit; ein guter Grund also, diesen Zustand aufrechtzuerhalten. Die erschreckende Botschaft aber, die so gelernt wird, lautet: Du bekommst, was du brauchst, über Krankheit.

Aus diesen Überlegungen ergibt sich für uns aber auch eine große Chance. Wir haben nämlich die Möglichkeit, selbst etwas für unsere Gesundheit zu tun und mit gar nicht allzu großem Aufwand vorzubeugen. Wir müssen uns nur bewusst und freiwillig um unseren Körper kümmern, so dass er erst gar nicht auf die Idee kommt, sich über Blockaden und Beschwerden bemerkbar zu machen.

Bewegung, Sport, Yoga oder Meditation sind einfache, aber wundervolle Möglichkeiten, sich vor unangenehmen Beschwerden zu schützen. Wer rechtzeitig auf die Zeichen und Hinweise seines Körpers achtet, braucht sich von ihm nicht »anschreien« zu lassen. Denn Schmerzen sind ein Aufschrei des Körpers beziehungsweise seines Gewebes, das nicht bekommt, was es dringend zum Leben braucht wie etwa Durchblutung beziehungsweise Sauerstoff; beides verschaffen wir ihm durch ausreichende Bewegung.

Ein wenig verstehen wir uns alle darauf, die Zeichen und Symptome unseres Körpers zu deuten. Denn wenn der Körper Durst, Hunger oder Lust meldet, beachten wir das ebenfalls und wissen, dass wir über kurz oder lang diesen Bedürfnissen nachgeben müssen. Wenn wir nicht trinken, spüren wir sehr schnell die negativen Konsequenzen, und wir wissen, dass uns dieses Verhalten umbringen kann. Wenn wir dem Bewegungsdrang unseres Organismus nicht nachgeben, sondern ihn vorsätzlich unterdrücken, können wir genauso sicher davon ausgehen, dass wir davon bewegungsunfähig und krank und letztlich daran zugrunde gehen werden; es wird nur länger dauern. Dieser Zeitfaktor aber ist es, der vielen Menschen die Illusion gibt, sie könnten ohne ausreichende Bewegung durchkommen.

Wenn Sie zum Beispiel jeden Morgen nur fünf Minuten Gymnastik machen, ersparen Sie sich nicht selten spätere Krankengymnastik, die sicherlich weniger vergnüglich ist. Dieser freiwillige Weg hat außerdem den Vorteil, dass Sie sich selbst aussuchen können, wie Sie vorbeugen wollen, so dass das Ganze sogar Spaß machen und die Lebensgeister wecken kann. Ob Sie ganz für sich allein trainieren oder sich einer Gruppe anschließen, ob Sie als Morgenmensch gleich früh Ihren Körper auf Trab bringen oder lieber abends beim Waldlauf entspannen, das liegt in Ihrer Hand.

Die Sehnsucht nach positiven Körpergefühlen steckt hinter vielem, ohne dass wir das sofort erkennen. Die meisten Sportler dürften diese Triebfeder haben, denn all die Millionen Skifahrer, Windsurfer und Tennisspieler erwarten realistischerweise keine Goldmedaillen mehr oder materielle Vergütungen für ihren oft bewundernswerten Einsatz. Ihr Lohn sind ein gutes Körpergefühl und die Freude an fließender harmonischer Bewegung, an Geschwindigkeit und der Leichtigkeit des Seins. Denn wir können unseren Körper auch schon genießen, bevor er Probleme macht; genau wie wir es genießen, wenn Schmerzen nachlassen, wenn wir uns von Beschwerden wieder erholen und unsere Kräfte zurückgewinnen.

Hier stellt sich allerdings die Frage, ob wir unser Leben überhaupt genießen wollen? Man könnte zum Beispiel daran zweifeln, wenn man an die vielen Skifans denkt, die immer denselben Hang hinuntersausen, um sich dann nach endlosem Schlangestehen am Lift wieder hinaufhieven zu lassen und das offensichtlich sinnlose Spiel zum x-ten Male von neuem zu beginnen.

Oder die Tausende von Windsurfern, die von einer Powerhalse zur nächsten immer dieselbe Stelle eines Sees überqueren, während ihre Familien am Ufer im Wind frieren.

Fragt man aber den Surfer oder Skifahrer nach seinem etwas seltsam erscheinenden Verhalten, kommt der nicht selten ins Schwärmen, spricht von Empfindungen, die oft eindrucksvolle bis spirituelle Dimensionen erreichen. Selbst ansonsten ganz nüchterne Menschen finden für sie ungewohnte Worte. Die Leichtigkeit und das erhebende Gefühl, wenn das Surfboard ins Gleiten kommt und man den Wind in den Händen hält, wird erwähnt, oder das unglaubliche Freiheitsgefühl, wenn man sich im tiefen Schnee von der Schwerkraft zu lösen scheint und sich einfach treiben lassen kann. Geschwindigkeit und Schwerelosigkeit scheinen den Menschen der eigenen Bestimmung näher zu bringen, und die Beschwernisse des Alltags bleiben zurück, während deutlich wird, wie lebendig man ist und wie Lebensenergie frei durch den Körper pulsiert. In solchen Momenten ist man im Reinen mit sich selbst, spürt den Wind im Haar und das Prickeln auf dem Gesicht, die Muskeln sind in geschmeidiger Aktion. Obwohl die Situation manchmal nicht ungefährlich ist, wähnt man sich sicher aus eigener Kraft, und manche Menschen fühlen sich so geborgen in Seiner Schöpfung.

Es sind Momente, in denen man im Einklang ist mit sich und den Elementen. In vielen Sportarten sind solche Erfahrungen möglich. Ob wir jetzt das Skifahren oder Surfen, Tauchen oder Bergsteigen wählen, wichtig allein sind das Gefühl absoluter Präsenz im jeweiligen Augenblick und das Fehlen aller Widerstände. Auch diese Erfahrungen sind immer gleich.

Vergleicht man Erleuchtungserlebnisse, wie sie uns in Fülle aus dem Osten und vereinzelt auch im Westen berichtet werden, so fällt auf, dass sie sich ebenfalls enorm in den verwendeten Meditationstechniken und den äußeren Begleitumständen unterscheiden. Übereinstimmend aber sind auch hier immer das Fehlen aller Widerstände und das Eintauchen in die Gegenwart des Hier und Jetzt. In diesem magischen Moment, in dem Vergangenheit und Zukunft in die Gegenwart münden, gibt es keine Widerstände, sondern völlige Bewusstheit für das augenblickliche Sein in diesem Körper. Und der kann dann – wie begeisterte Menschen von diesem Zustand schwärmen – zu einem bewussten Tempel der unsterblichen Seele werden.

Wenn es in der Befreiung keine Widerstände gibt, lässt sich daraus schließen, dass Erleuchtung mit Widerstand unvereinbar ist. So sehen es die einen. Es könnte aber auch heißen: Wann immer man kein Erleuchtungserlebnis hat, befindet man sich wahrscheinlich im Widerstand. Da jeder Gedanke an Vergangenheit und Zukunft immer zugleich ein Im-Widerstand-mit-der-Gegenwart-Sein bedeutet, ist das auch leicht möglich. Der Weg zur Befreiung ist damit der Weg aus dem Widerstand in den Augenblick oder der Weg aus der Unbewusstheit in die Bewusstheit. Das hört sich kompliziert an, aber dieser Weg lässt sich mit Hilfe verschiedener Techniken verwirklichen. Diese können sowohl aus dem Bereich spiritueller Traditionen stammen als auch aus sportlichen Übungsprogrammen. Letzteres ist allerdings noch seltener der Fall, weil Sport auf diese Weise selten bewusst genutzt wird und sich daraus bei uns auch nie eine Tradition entwickelt hat. Im Osten dagegen sind Wege wie der des Taiji Quan oder des Kung Fu tief in den jeweiligen Traditionen verankert und verbinden körperliche Übungen mit spirituellen Absichten.

So schnell kann der Weg von der körperlichen Bewegung zu spirituellen Erfahrungen führen. Und tatsächlich ist diese Verbindung nahe liegend und an sich nicht schwer herzustellen. Allerdings sprechen Sportler nur ungern über ihre Erfahrungen von »Einheitsbewusstsein«. Im Westen ist der Sport noch sehr mit den Idealen einer einseitig verstandenen Männlichkeit verbunden, so dass solche im tiefsten Sinne seelischen Erfahrungen eher verschämt eingestanden als stolz wiedergegeben werden. Wenn auch in Wirklichkeit gar nicht so selten, gelten sie doch als Ausnahme und spielen im vom Leistungsgedanken beherrschten Sport keine Rolle. Auch Schul- und Breitensport sowie Fitnessübungen werden bei uns vermehrt ohne Verbindung zur spirituellen Dimension betrieben, was bedauerlich und unnötig ist, wie wir anhand von indischem Yoga, am chinesischen Taiji oder japanischen Aikido erkennen können. Es reicht eine einzige Seins-Erfahrung, um auf Dauer motiviert zu sein und sich immer wieder auf die Suche nach Ähnlichem zu begeben. Würde das Heer der Freizeit- und Hobbysportler über seine tieferen Beweggründe Rechenschaft ablegen, kämen wohl nicht selten spirituelle Motive ans Licht oder zumindest zu anderen Motivationen wie das Erlangen von Fitness oder des Idealgewichts hinzu.

So wunderbar und hilfreich solche Seins- oder Einheitserfahrungen für die Motivierung für gesundheitliche Übungsprogramme sind, so wenig lassen sie sich erzwingen. Der männliche Pol, der die »Machergesellschaft« mit Macht beherrscht und alles unter seine Kontrolle bringen will, hat ein Problem. Denn ein Eintauchen in den Augenblick wird nur möglich, wenn man loslässt von allem Wollen, Sollen und Kontrollieren und damit eigentlich von der einseitigen Fixierung auf das männliche Prinzip. Nun kann man aber kaum von jemandem seine eigene Entmachtung verlangen – und das gilt auch für das Ego, das von seinen Kontrollmechanismen und Abgrenzungstendenzen lebt. So ist es zu erklären, dass es oft erst zur Katastrophe kommen muss, bevor sich ein Mensch seiner anderen inneren Seite bewusst zuwendet. *Hé katastrophé* hat im Griechischen neben der Bedeutung des katastrophalen Aspekts auch noch den des Umkehrpunktes. Und zur Umkehr und Einsicht kann uns eine Krankheit, ein Unfall oder ein anderer Schicksalsschlag bringen. Natürlich wäre es möglich, schon vorher umzukehren, weil man erkannt hat, dass es notwendig ist; das verlangt jedoch viel Eigenverantwortung. Wir sollten aber den Versuch wagen. Sport bietet hier eine große Chance, denn er kann, ganz auf dem männlichen Pol begonnen, allmählich in die Mitte führen.

Glücklicherweise haben wir es in der Hand, uns in die richtige Richtung zu entwickeln, indem wir uns und unserem Körper die notwendige Zuwendung schenken und seine Funktionen ausreichend trainieren. Auf diese Weise bleibt er gesund und wachsam, ohne sich durch Beschwerden Beachtung zu verschaffen. Auf dieser Grundlage erst macht es Spaß, sich in der Kunst des jeweiligen Augenblicks zu schulen, aus der allein letzte Erfüllung erwachsen kann. Das Schöne ist, dass jeder seinen eigenen Weg gehen kann, der ihm am einfachsten und lustvollsten erscheint:

Westliche Sportarten sind dazu genauso geeignet wie etwa östliche Kampfkünste.

Allerdings liegt das Geheimnis – wie so oft – in der Mitte: Zwischen den Polen Über- und Unterforderung. Ein sich ständig überfordernder Leistungssportler hat wenig Chancen, zu einem umfassenden Körperbewusstsein zu finden, weil ihm alle Leichtigkeit und Lockerheit, das spielerische Element fehlt, das für ekstatische Erfahrungen ebenso wichtig ist wie die körperliche Kondition. Leistungssportler wollen ihren Körper manchmal sogar richtig quälen, ihn über seine Leistungsgrenzen hinaus antreiben. Fast hat man das Gefühl, der Körper ist ein Feind für sie, den es zu besiegen gilt. Auf der anderen Seite nützt es aber auch nichts, die Angelegenheit zu lässig anzugehen: Völlige Lockerheit, die keinerlei Anstrengung wahrnehmen will, verspielt gleichermaßen die Chance, da eine tragfähige Grundlage gar nicht erst geschaffen wird. Wenn man nur etwas für sich tut, wenn man Lust dazu hat, wenn man nach ein paar Metern aufhört zu laufen, weil man ins Schwitzen gerät, dann kommen die heilsamen Prozesse für den Körper erst gar nicht in Gang. Auf einen einfachen Nenner gebracht: Wer sich *fördern* will, muss sich selbst auch *fordern*, sollte sich aber nicht permanent *überfordern*.

Wie Sie mit Bewegung, Sport und dem richtigen Körperbewusstsein glücklicher werden können, zeigt dieses Kapitel auf.

Was müssen Sie wissen?

Asiatische Körperphilosophie

Es gibt zwei Wege im Umgang mit dem Körper: den östlichen und den westlichen, und beide ergänzen sich ausgezeichnet. Der Osten hat immer am meisten Wert auf ganz bewusste Bewegung gelegt, wie wir sie vom Taiji, Qi Gong und Yoga kennen. Diese Übungen erhöhen unsere Aufmerksamkeit und die Geschmeidigkeit in den Bewegungsabläufen. Allerdings lassen sie das Herz-Kreislauf-System weitestgehend aus dem Spiel und verbessern auf diese Weise kaum unsere Kondition. Die Herz-Kreislauf-Anpassungsfähigkeit, die sich hinter dem Ausdruck Kondition in der Praxis verbirgt, ist jedoch wichtig. Ideal wäre demnach die Verbindung beider Richtungen oder die Integration beider Ziele in einem System.

Während es nicht so leicht vorstellbar ist, mit Yoga-Übungen Kondition zu erwerben, ist es kein Problem, in sportliche Übungsabläufe Bewusstheit einfließen zu lassen. Eine andere gute Möglichkeit, seinem Körper etwas Gutes zu tun, wäre, beide Systeme parallel zu üben. Es gibt inzwischen zahlreiche Anleitungen zu östlichen Übungen: Die von *Moshe Feldenkrais* und *Milton Trager*[1] versöhnen östliche Elemente mit westlichen Bewegungssystemen. Besonders die nach ihrem Erfinder *Trager* genannte Variante hat den Vorteil, von Anfang an viel Spaß zu bereiten und dem Körper richtig gut zu tun. Kondition im sportlichen Sinne aber können all diese Übungen kaum fördern. Dafür sind die traditionell im Westen entstandenen Übungssysteme besser geeignet. Aber auch hier muss man wissen, wie man sich vor »Sackgassen« und Fehlern schützt. Werden solche Übungen nämlich mit zu viel an männlichem Pol wie Ehrgeiz und Willen betrieben, können sie der Gesundheit sogar schaden. Die folgenden Kapitel sollen Ihnen helfen, Ihr individuelles Bewegungsprogramm zu entdecken.

Wege zur Körperintelligenz

Ausdauertraining zahlt sich aus: Der Körper entwickelt gleichsam mit jedem Schritt mehr von seiner ganz eigenen Art von Intelligenz, die es langsam zu entdecken gilt. Nachdem jahrelang die Intellektuelle Intelligenz (IQ) der Maßstab war, bis endlich auch die Emotionale Intelligenz (EQ) entdeckt wurde, erkennen wir jetzt auch die Intelligenz des Körpers. Wir könnten sie als *Bodyintelligence (BQ)* bezeichnen.
Durch regelmäßige Ausdauerbewegung im Atemgleichgewicht kommt es zu einer Mehrversorgung des Körpers mit dem Lebens-

---

1 Milton Trager, Cathy Hammond: Meditation und Bewegung, Heinrich Hugendubel 1996

elixier Sauerstoff. Im so genannten Sauerstoffgleichgewicht wird niemals mehr Energie verbraucht als durch Atmung eingeholt werden kann. Dies ist die ideale Form, um den Körper wieder zu seiner eigenen Intelligenz finden zu lassen; mehr als das Doppelte können Zellen, Gewebe und Organe auf diesem Weg vom »Allheilmittel« Sauerstoff bekommen. Nicht umsonst geht die alte indische Tradition des Ayurveda davon aus, dass die Atemluft nicht nur Sauerstoff, sondern auch *Prana*, Lebenskraft, enthält. Aber selbst wenn wir nur den Sauerstoff betrachten, sind die Ergebnisse eindrucksvoll genug. Auch das Gehirn profitiert beim Ausdauertraining von der Sauerstoffmehrversorgung, weil sie seine Leistungen deutlich verbessert. Und weil sich die körpereigene Intelligenz mit dem Training erhöht, verlangt der Organismus intuitiv, was er benötigt. Nach einer Eingewöhnungszeit von einem Monat bis etwa sechs Wochen wird der Körper nicht nur durch die zunehmende automatische Fettverbrennung sein Gewicht regulieren, sondern er wird auch von sich aus ein größeres Bedürfnis nach Lebensmitteln entwickeln, die ihm zuträglich sind. Im Organismus hängt alles mit allem zusammen, und wie ein Teufelskreis den nächsten fördert, kann auch wachsende Gesundheit ansteckend wirken. Das funktioniert in unserem Körper und manchmal sogar in unserem sozialen Umfeld. Menschen, die sich bisher gerne in einem Lokal getroffen und in rauchiger Luft Stunden zugebracht haben, verabreden sich vielleicht jetzt zum gemeinsamen Joggen; auf diese Weise wird aus dem »Teufelskreis« eine »Glücksspirale«.

Der Körper hat durch sein eigenes Wirken und ohne äußere Einwirkungen eigene Mittel, sein Wohlbefinden zu steigern und Glück zu empfinden. Es ist viel die Rede von den so genannten *Endorphinen*, den Glückshormonen des Organismus, die der Organismus im Ausdauertraining selbst erzeugt; man muss ihn nur durch sanfte Bewegung in den entsprechenden Stoffwechselbereich bringen.

Viele Antidepressiva wirken über eine Steigerung des Serotoninspiegels im Blut und verbessern auf diese Weise die Gemütsstimmung.

Nun spricht einiges dafür, dass der Serotoninspiegel durch richtige Bewegung auf ganz natürliche Weise ebenfalls angehoben wird. Damit ist die gute, gehobene Stimmung vieler Läufer und anderer Ausdauersportler zu erklären, wie auch jener als *Runners high* bezeichnete, leider nur kurzfristige Glücksmoment, der einem zufallen kann, wenn man auch durch schwierige Phasen hindurchläuft. Die Euphorie, die sich nach einigen Wochen sanfter Bewegung nicht selten einstellt, lässt sich so biochemisch erklären.

Dass der Stress abnimmt, ist einfach über den sinkenden Blutdruck und Cholesterinspiegel nachzuweisen. Zusätzlich stärkt die regelmäßige Belastung im Ausdauerbereich das Gefäßsystem, um die wachsenden Muskeln noch besser mit Energie versorgen zu können. Mediziner wissen, dass der Organismus nach einem Herzinfarkt versucht, mit so genannten Kollateralgefäßen die Blockaden zu umgehen. Zwar kann man seine Bypässe notfalls von Herzchirurgen legen lassen, aber viel besser ist es jedoch, wenn man sie »prophylaktisch wachsen« lässt, indem man sein Herz-Kreislauf-System trainiert. Allerdings muss auch hier wieder vor Übertreibungen gewarnt werden: Es gibt Grenzen, wo das Herz so groß wird, dass die Mehrversorgung mit zusätzlichen Gefäßen nicht mehr gewährleistet ist. Aber auch hier gibt es eine Faustregel, an die wir uns halten können: Auf der sicheren Seite ist, wer täglich *mindestens* eine halbe Stunde Ausdauertraining betreibt, aber *unter* einer Stunde bleibt.

Ein weiterer Vorteil des Ausdauertrainings ist der Verbrauch des Stresshormons Adrenalin. In frühen Zeiten mussten Steinzeitmenschen jede Herausforderung und vor allem Bedrohung unmittelbar mit körperlicher Reaktion erwidern: Im Kampf oder auf der Flucht waren sie auf ihre Muskeln angewiesen und forderten ihr Herz zu Höchstleistungen, was zum schnellen Verbrauch des gebildeten Adrenalins führte.

Heute sitzen wir solche Situationen im Allgemeinen am Schreibtisch oder am Steuer unseres Fahrzeugs aus und haben keine Chance, das Stresshormon durch Bewegung wieder abzubauen. Das einmalige, mindestens halbstündige tägliche Training ist zwar eine meist verspätete, aber immer noch äußerst wertvolle Möglichkeit, im wahrsten Sinne des Wortes »wieder mit sich ins Reine zu kommen«. Viele Berufstätige haben das erkannt und sich deshalb dafür entschieden, den Heimweg vom Büro zu Fuß anzutreten oder mit dem Fahrrad zu fahren. Mit jedem Schritt entfernt man sich auf diese Weise von den Ärgernissen des Tages und kommt entspannt nach Hause.

Das angenehme Bewegen im Sauerstoffgleichgewicht, wie etwa beim Laufen auf einer vertrauten Strecke, ist außerdem eine wundervolle Chance, auch im übertragenen Sinn »wieder mit sich ins Reine zu kommen«, seinen Träumen und Wünschen Raum zu geben und über sein Leben nachzudenken. Eine ideale Herz-Kreislauf-Prophylaxe auf allen wesentlichen Ebenen!

Durch das regelmäßige Anregen des Stoffwechsels sinkt auch der Harnsäurespiegel. Mit der Betonung auf dem Ausatmen, das bei allen Ausdauersportarten empfehlenswert ist, wird außerdem vermehrt Kohlendioxid und damit Kohlensäure ausgeatmet; der Organismus wird alkalischer. Somit ist moderate Bewegung ebenfalls ein vortreffliches Mittel gegen Übersäuerung, die entsteht, wenn wir uns überfordern und der Körper zu wenig Sauerstoff bekommt. Er wehrt sich mit verstärkter Milchsäurebildung, die man beispielsweise beim Muskelkater spürt. Alles, was Muskelkater hervorrufen kann, ist bereits übertrieben, denn auch hier gilt: Weniger nützt der Gesundheit oft viel mehr.

Nicht nur das als besonders gefährlich erachtete (LDL-)Cholesterin, sondern auch die Blutfette (Triglyceride) allgemein sinken durch Ausdauertraining, und die Leistungsfähigkeit des Immunsystems steigt. Bereits nach einer halbstündigen Trainingseinheit nehmen die Killerzellen der Abwehr um bis zu einem Drittel zu und sind darüber hinaus besser in der Lage, ihrer aggressiven Aufgabe nachzukommen; dies kann bis zur Heilung von Krebs durch entsprechend sanftes Ausdauertraining gehen.

In solchen Extremsituationen ist es besonders wichtig, dass das Training nicht übertrieben wird und auf keinen Fall eine Sauerstoffschuld eingegangen wird. Beim Laufen ist das zum Beispiel so lange gewährleistet, wie man gerade noch durch die Nase atmen kann. Macht man zu viel, wird die Abwehr nicht gestärkt, sondern geschwächt. Wer demnach chronischen Infektionen davonlaufen will, muss langsam laufen oder Rad fahren ...

Ausdauertraining verbessert auch die Energiesituation. In jeder Zelle gibt es kleine Kraftwerke, die so genannten *Mitochondrien*, die die Zelle und damit den ganzen Körper mit Energie versorgen. Durch regelmäßiges Ausdauertraining lassen sie sich deutlich und nachweislich vermehren – in Extremfällen wie bei Triathleten um bis zu 500 Prozent. Auch wenn ich diese Sportart hier nicht empfehlen will, zeigt das Beispiel doch, was möglich wäre. Selbst wenn wir auch nur gemächlich laufen, schwimmen und Rad fahren, nehmen die kleinen Zellkraftwerke zu. Und bereits eine Verdoppelung macht mit zunehmender Ausdauer aus einer »lahmen Ente einen Adler«.

Die hier gemachten Empfehlungen beziehen sich auf den Gesundheits- und Präventivbereich und auf alle, die in der Bewegung einen Beitrag zur körperlich-seelischen Ausgeglichenheit sehen, um sich regenerieren, Kraft und Freude im Leben schöpfen zu können. Auch wenn Leistungssportler und engagierte Hobbysportler, deren Ziel Leistungssteigerung und Erfolg sind, selbstverständlich noch nach anderen Kriterien trainieren, sollten sie jedoch ihre Grenzen kennen, um bei aller Leistungssteigerung gesund zu bleiben.

Wer erst einmal die Anfangsprobleme überwunden und seinen Rhythmus gefunden hat, wird bald entdecken, welche gewaltige persönliche Kraftquelle im Ausdauersport schlummert, die nur zum Fließen gebracht werden muss. Leben ist Bewegung; Bewegungslosigkeit kann man lediglich eine Zeit lang überleben, denn Mensch und Bewegung gehörten von jeher zusammen. Ein Kind läuft durchschnittlich zehn, ein Erwachsener allerdings nur noch drei bis vier Kilometer pro Tag. Wir sollten – auch in dieser Hinsicht – wieder wie die Kinder werden und versuchen, deren Pensum zu schaffen. Laufen ist nach wie vor eine der besten Fitness-Möglichkeiten, da dadurch über zwei Drittel unserer Muskulatur benützt wird.

Aber es gibt auch andere Wege, uns im Sauerstoffgleichgewicht zu bewegen. Von der Auslastung der Muskeln her gesehen ist Skilanglauf noch effektiver, fordert er doch 90 Prozent unserer Muskeln, während beim Radfahren nur ein gutes Drittel der Muskulatur aktiviert wird. Beim Schwimmen sind es gerade 35 Prozent. Außerdem brauchen wir bei dieser Sportart eine gute Technik, um uns überhaupt längere Zeit im Wasser wohl zu fühlen.

Andererseits ist Schwimmen für die Gelenke mit Abstand die schonendste Art sich zu bewegen.

Ein guter Kompromiss ist das Laufen im brusttiefen Wasser. Überhaupt ist Laufen im Sinne schnellen Gehens für viele Personen ein geeigneter Einstieg. Immer mehr Menschen treffen sich beispielsweise zum *Walking* bzw. *Nordic Walking*. Bei dieser aus Skandinavien stammenden Trendsportart läuft man mit Stöcken, um die Bewegung zu unterstützen und den Arm- und Schulterbereich zu trainieren. Egal, wofür Sie sich entscheiden: Am wichtigsten ist, dass die Bewegung Spaß macht und in den aeroben Bereich, also den des Sauerstoffgleichgewichts, führt.

Letzteres bedeutet, dass genau die Sportarten, die vor allem von Männern bevorzugt werden wie Fuß-, Hand- und Volleyball, oder auch Tennis und Squash, gar nicht in Frage kommen. Sie führen zu ständiger Überlastung im Wechsel mit Phasen der Unterforderung. Auch Reiten kommt – wegen der zu geringen Kreislaufbelastung – nicht in Frage; lediglich für die Pferde wäre es ein gutes Herz-Kreislauf-Training. Gleiches gilt für Golf, von dem Baldur Preiml – mein Lehrer auf dem Gebiet der Bewegungslehre – sagte, es käme von der Belastung gleich nach dem Nasebohren – für ein Training im Sauerstoffgleichgewicht kommt Golf jedenfalls nicht in Frage.

Während es also ziemlich gleichgültig ist, mit welcher der weiter oben angeführten Bewegungs- oder Sportart man in den Ausdauerbereich kommt, ist es zwingend, dass man zu Beginn dorthin gelangt und mindestens eine halbe Stunde schafft, ohne in den oberen oder unteren Bereich abzuweichen. Ersteres verhindert die gewünschten Effekte und ist obendrein gefährlich, letzteres ist harm-, aber wirkungslos. Da beim Laufen am wenigsten Hindernisse zu überwinden sind und damit weitere Ausreden entfallen, bleibt diese bewährte Methode für die meisten Menschen am empfehlenswertesten. Allerdings ist Radfahren – laut der *Market-Analyse* – in Österreich trotz des Laufbooms immer noch beliebter und rangiert unangefochten an erster Stelle.

Ganz wichtig ist es, den ersten Monat durchzuhalten und sich jeden Tag ohne Ausnahme zu bewegen; dann ist der Einstieg geschafft. Wenn alle positiven Wirkungen und Belohnungen spürbar werden, geht es ganz einfach weiter, Monat für Monat, Jahr für Jahr.

Bewegung und Sport

Zwischen Sport und Bewegung müssen wir unterscheiden: Bewegung ist die notwendige Arbeit, um unseren Bewegungsapparat so zu warten und zu pflegen, damit entsprechende Leistungsfähigkeit, weitgehende Schmerzfreiheit, ein reibungsloses Zusammenspiel aller Muskelpartien und ein harmonisches Körpergefühl zum Normalzustand werden.

Sport geht über dieses Mindestmaß hinaus. Ob die Motivation dafür die Freude am Gemeinschaftserlebnis wie beim Fußball ist, ob das Erfolgserlebnis im direkten Vergleich im Wettkampf lockt oder die wohltuende Regeneration beim Ausdauersport, ist vollkommen gleichgültig.

Die Entscheidung, Sport zu treiben, ist demnach freiwillig und letztlich das Ergebnis von Kultur. Bewegung ist uns angeboren und folglich Natur; sie hält uns im körperlichen und geistig-seelischen Gleichgewicht. Die entscheidende Frage für die Bewegung lautet: In welchem Ausmaß habe ich mich zu bewegen, um das Herz-

Kreislauf-System nicht degenerieren zu lassen, um ein muskuläres Gleichgewicht zu erhalten oder wiederzuerlangen, um jede Körperzelle ausreichend mit Sauerstoff zu versorgen und um Stress zu kompensieren?

Das Prinzip der funktionellen Anpassung

Mediziner und Sportwissenschaftler bieten Anhaltspunkte, wie wir uns vernünftig bewegen. Sie sprechen vom »Prinzip der funktionellen Anpassung«. Das heißt, dass biologische Systeme wie Muskelapparat, Herz-Kreislauf-System, Verdauungsapparat oder der Intellekt ein bestimmtes Maß an Anforderungen brauchen, um ihre Funktionstüchtigkeit zu erhalten oder auch zu steigern. Potenziert sich das Anforderungsniveau infolge entsprechender Herausforderungen, wird das System leistungsfähiger, oder um es sportlich auszudrücken, wir üben oder trainieren und werden dadurch besser. Kraft im weitesten Sinne wächst nur am Widerstand.

Nutzt der Mensch ein System jedoch nicht ausreichend, nimmt dessen Leistungsvermögen ab. Wenn es über lange Zeiträume überhaupt nicht mehr gebraucht wird, kann es seine Mitarbeit ganz aufkündigen, denn der Körper leistet sich nicht den Luxus, ein System zu erhalten, das von seinem Besitzer nicht gebraucht wird. Denken wir nur an den Muskel, der sich – durch einen Gipsverband »ruhig gestellt« – schnell zurückbildet. Nicht beanspruchte Muskulatur degeneriert – wie an der Bauchmuskulatur oft erkennbar – und wird schlaff. Das sieht dann nicht nur hässlich aus, sondern ist auch ungesund. Wissenschaftler haben vermehrt festgestellt, dass gerade bei Männern der so genannte »Bierbauch« eine ernsthafte Gefahr für die Gesundheit darstellt.

Herztraining vor Muskeltraining!

Unser Herz sollte uns »am Herzen liegen«, aber nicht, indem wir ihm Arbeit ersparen, es durch unsere Bequemlichkeit schonen und es einem Übermaß an Stress aussetzen. Vielmehr ist ein mildes Kreislauftraining geeignet, das die Risikofaktoren senkt und es zu ökonomischer Leistungsfähigkeit »erzieht«. Leider sieht aber die Wirklichkeit anders aus: Wir essen zu viel und bewegen uns dafür zu wenig. Und ans Herz denken wir oft erst, wenn es uns vor Angst bis zum Halse schlägt, weil wir den Anforderungen nicht mehr gerecht werden, die die Arbeitswelt an uns stellt. Spätestens dann ist es an der Zeit umzudenken.

Als zentrales Organ des Kreislaufs schlägt unser Herz unablässig: Ob wir wach sind oder schlafen, ob wir arbeiten oder unsere Hobbys pflegen – Sekunde um Sekunde unseres Lebens arbeitet es für uns. Sehr sensibel reagierend, passt es seine Arbeitsweise den Aufgaben an. Dabei hat es drei Möglichkeiten: Es reagiert wie immer auf konstante Anforderungen, steigert seine Leistung bei erhöhter Anforderung oder fährt seine Leistungen zurück, wenn es unterfordert wird. »Wer rastet, der rostet«, gilt also auch in diesem Fall. Aber unser Herz ist ungleich mehr als ein Motor, auch wenn es dessen Leistung bringt. Aufschluss darüber, wie es um die Effizienz unserer »Pumpe« bestellt ist, gibt unter anderem der *Ruhepuls*. Er ist leicht zu ermitteln: Gezählt wird die Anzahl von Pulsschlägen pro Minute, die das Herz im Ruhezustand leisten muss, um die Versorgung zu sichern. Leider sieht die Realität in der Gesellschaft so aus, je höher der Ruhepuls ist, desto mehr neigt man dazu, sein Herz zu vernachlässigen: Und das ist genau falsch. Wer sich kaum noch bewegt und alle Ausdauerbelastungen meidet, bekommt eine schlechte Kondition. Dieses Herz muss sich bereits in Ruhe, beim Nichtstun, ziemlich anstrengen; wenn bereits geringe Belastungen zu großer Anstrengung führen, sind große Anforderungen kaum noch zu bewältigen, und die Leistung sinkt. Mediziner sprechen von der *Degeneration des*

Herzens. Dann ist es höchste Zeit, Rücksicht auf sein Herz zu nehmen und es mit sanften Ausdauerbelastungen zu trainieren, damit es wieder ökonomisch und dadurch möglichst effizient und ausdauernd schlägt!

Ihre persönliche Einstufung

Wie viel Sie sich zutrauen dürfen, zeigt Ihnen dieser kleine Test, der zumindest erste Anhaltspunkte gibt: Messen Sie morgens nach dem Aufwachen in Ruhelage Ihren Puls – zum Beispiel am Handgelenk – , und zählen Sie die Schläge pro Minute. Das ergibt den Ruhepuls, und der bedeutet Folgendes:

➤ Ruhepuls rund um 50 und niedriger: Sie haben ein sehr gut trainiertes Herz-Kreislauf-System, ein leistungsfähiges und ökonomisch arbeitendes Herz. Vermutlich sind Sie ein tüchtiger Ausdauersportler.

➤ Ruhepuls rund um 60: Das spricht für eine gute Effizienz im Herz-Kreislauf-System; Sie sollten darauf achten, sich diesen Bonus zu erhalten!

➤ Ruhepuls rund um 70 und höher: Ihre Lebensweise geht nicht spurlos an Ihrem Herzen vorbei. Bevor die Signale Ihres Körpers noch deutlicher werden, sollten Sie mit einem gezielten Herz-Kreislauf-Training beginnen. Sie werden sehen, wenn Sie erst einmal die ersten Schritte gemacht haben, geht es viel besser.

➤ Ruhepuls über 80: Sehen Sie diesen hohen Puls als »Warnzeichen Ihres Körpers«, der mögliche irreparable Beeinträchtigungen Ihrer Gesundheit signalisiert! Sie sollten unbedingt mit leichtem Herz-Kreislauf-Training beginnen. Bei noch höheren Werten wäre eine Beratung bei einem Therapeuten, der mit diesem Thema vertraut ist, anzuraten.

Messen Sie Ihren Ruhepuls hin und wieder. Auf diese Weise können Sie sich bald an den ersten Erfolgen Ihres Trainings und den positiven Reaktionen Ihres Körpers erfreuen.

Effiziente Herzarbeit

Welcher Zusammenhang besteht nun zwischen Leistungsfähigkeit, Pulsfrequenz, dem Herzen und richtiger Bewegung? Gemäß dem *Gesetz der funktionellen Anpassung* von Arndt Schulz werden die Lebenskräfte von schwachen Reizen angeregt, von starken Reizen ausgebaut und von zu starken Reizen geschädigt. Dementsprechend reagiert unser Herz auf die richtige Anforderung mittels sanfter Bewegung mit einem Leistungszuwachs. In diesem Fall vergrößert es sich, steigert sein Schlagvolumen und pumpt mehr Blut pro Herzschlag in den Kreislauf. Durch die größere Füllung und den Zuwachs an Pumpkraft erspart es sich bei gleicher Leistung einige Pulsschläge, seine Arbeit wird ökonomischer. Ziel ist, das Herz in einem Bereich arbeiten zu lassen, in dem es gute Leistung bei wenig Einsatz bringt; das Maß dafür ist also ein niedriger Ruhepuls, der bei wachsenden Anforderungen die Leistung erheblich zu steigern vermag.

Die Herzreaktionen auf verschiedene Anforderungen

Das Herz unterscheidet übrigens nicht, ob man körperlich schwer arbeitet, Sport treibt oder emotionalen Stress zu bewältigen hat; es reagiert immer mit einer Pulssteigerung. Je mehr Spielraum es dabei nach oben hat, desto besser ist dies natürlich für uns. Denn der maximal erreichbare Pulswert ist altersabhängig und somit begrenzt. Bei entsprechender Belastung kann der Puls als Richtwert maximal 220 Schläge minus Lebensalter (bei einem 50-Jährigen also 220 − 50 = 170) erreichen. Allerdings kann – besonders bei Frauen – dieser Wert auch höher liegen und so das gesamte Pulsgefüge verschieben. Variabel und von jedem Menschen selbst abhängig ist der Ausgangswert oder Ruhepuls. Die Spanne, die zwischen Ruhe- und Maximalpuls liegt, ist die persönliche Leistungszone für Arbeit, Hobbys und emotionale Belastungen, die zur Verfügung steht.

Physische Folgen

Wir sollten unser Herz demnach gezielt trainieren. Dies gilt vor allem für Menschen, die aufgrund ihrer beruflichen Situation wenig Bewegung haben. Ein Bergführer, der täglich in der Natur unterwegs ist, ist demnach nicht gemeint; wer dagegen von morgens bis abends am Schreibtisch sitzt, der sollte etwas für sein Herz und damit für seinen Körper und sein gesamtes Leben tun. Die Zauberformel heißt: Mildes Herz-Kreislauf-Training im Ausdauerbereich und im Sauerstoffgleichgewicht!

Zu den Ausdauerbewegungen zählen schnelleres Spazierengehen (Walken), Laufen (Joggen), Wandern, Bergwandern, Skilanglauf, Radfahren, Schwimmen, Rudern, Inline-Skaten und Tanzen. Wenn Sie den Anfang alleine nicht schaffen, suchen Sie sich einen oder gleich mehrere Partner. Ist man zum Laufen zu einer bestimmten Zeit im Park verabredet, geht man dennoch hin, selbst wenn man vielleicht keine Lust hat. Als Einzelkämpfer bliebe man möglicherweise in einem solchen Fall auf dem Sofa sitzen.

Die wichtigste Grundregel lautet allerdings: Ausdauerbewegung darf nicht zur Qual werden, sondern sollte sich, sobald die Anfangshürden überwunden sind, zu einer harmonisch runden Bewegungsform entwickeln.

Hier gilt für die meisten Männer *weniger ist mehr*. Versuchen Sie, sich während der Übung in einem Ihnen persönlich entsprechenden Bereich zu belasten, ohne sich zu unter- oder überfordern.

Als Faustregel für die richtige Belastung gilt:

180 – Lebensalter = Pulsschläge.

Für einen 40-Jährigen bedeutet dies: 180 – 40 = 140; für den 50-Jährigen entsprechend 130. Mit dieser Pulsfrequenz liegt man im Ziel- beziehungsweise Trainingsbereich. Noch 30 Schläge niedriger – für den 50-Jährigen bis 100, für den 40-Jährigen bis 110 – reicht der sinnvolle Bereich, der die Fettverbrennung anregt. 10 Schläge höher ist noch als vertretbarer Trainingsbereich zu sehen. Alles deutlich niedriger bringt nicht viel für das Herz-Kreislauf-System, aber deutlich höher auch nicht; letzteres kann – im Sinne des *Arndt-Schulz'schen-Gesetzes* – sogar schaden.

Eine zweite Faustregel bestimmt die obere Grenze: Man sollte sich bei Ausdauerbewegung nur so weit belasten, wie man noch gut durch die Nase ein- und ausatmen oder sich bei der Bewegung unterhalten könnte.

Jede Trainingseinheit sollte mindestens 25 Minuten andauern, kann aber bei entsprechender Kondition natürlich mit Gewinn auch länger sein. Medizinische Langzeituntersuchungen zeigen, dass Ausdauerbewegung bis ins hohe Alter sinnvoll ist und einen wirkungsvollen Beitrag zu lebenslanger Gesundheit darstellt. Am besten ist es, sich zwischen 60 Prozent und 75 Prozent seiner maximalen persönlichen Leistungsfähigkeit zu belasten. Üben und trainieren Sie daher mit Qualität!

Am besten lässt sich das mit einem Herzfrequenzmessgerät kontrollieren. Mit dieser Pulsuhr bereitet das Trainieren – besonders Männern – auch viel mehr Spaß. Informationen und Geräte gibt es in Sportgeschäften.

An den angegebenen Werten können Sie sich orientieren: Sie sind altersabhängig und werden nicht vom Trainingszustand bestimmt. Entscheidend ist im Zweifelsfall immer, sich am inneren »Tachome-

Alter	Zielbereich
20	120 – 150
25	117 – 146
30	114 – 142
35	111 – 138
40	108 – 135
45	105 – 131
50	102 – 127
55	99 – 123
60	96 – 120
65	93 – 116
70	90 – 113

ter«, dem Pulsschlag, zu orientieren, um sich nicht zu überfordern. Häufig wird in zu hohen Pulszonen trainiert. Aber vergessen wir nicht, dass die Bewegung ein Gegenpol zum Arbeitsalltag sein soll, in dem es um Leistung, um Konkurrenz und Marktanteile geht. Wer schon im Berufsleben das Thema »immer mehr, immer besser, immer schneller, immer größer, immer mächtiger« kennt, sollte es jedenfalls aus seinem Regenerationsprogramm streichen; die Prinzipien des »immer mehr und immer besser« auch im Bewegungsbereich anzuwenden, in dem Ausgleich, persönliches Krafttanken und Wiederfinden der eigenen Mitte im Vordergrund stehen sollten, wäre ein gefährlicher Fehler: Schnell verkehren sich nämlich dann die positiven Effekte ins negative Gegenteil.

Bewegung und Gewichtsreduktion

Übergewicht erschwert die Bewegung, denn je dicker der Mensch ist, desto nötiger ist Bewegung, aber desto weniger wird er sich dazu durchringen können.

Aber gerade Bewegung ist der Schlüssel zum erfolgreichen Abspecken: Zwei Squash- oder Tennisstunden in der Woche, bei denen man sich unter großer Überwindung verausgabt, sind allerdings nicht die Lösung. Zwar verbrennt man während der Überlastung Kalorien, aber erstens sind dies nicht viele und zweitens ist der Drang, sich anschließend mit einem leckeren Essen für die Tortur zu belohnen, viel zu groß. Damit wäre alle Mühe umsonst! Ein einziges Sandwich enthält mehr Kalorien, als man in der Regel verbrannt hat. Um sechs Kilogramm Fett zu verbrennen, müsste der wenig Trainierte

1000 Kilometer rennen, für 600 Gramm sind es immer noch 100 Kilometer.

Wer sich überlastet, der verbrennt außerdem kaum Fett, sondern vor allem Kohlenhydrate. Fett lässt sich in relevantem Maß nur im Sauerstoffsättigungsbereich verbrauchen, da seine Verbrennung biochemisch auf Sauerstoff angewiesen ist. Auch beim Fasten wird nur dann ausreichend Fett verbrannt, wenn der Stoffwechsel durch regelmäßige Bewegung angeregt wird. Wer sich überfordert und das Sauerstoffgleichgewicht verlässt, läuft außerdem Gefahr, seinen Körper durch Milchsäurebildung zu übersäuern.

Negativ ist, dass der Untrainierte anfangs besonders wenig Fett verbrennt, da sein Körper noch nicht darauf eingestellt ist; ihm fehlen die zur Fettverbrennung notwendigen Zellkraftwerke, die bereits erwähnten *Mitochondrien* in ausreichender Zahl. Man muss demnach erst auch die Fettverbrennung trainieren.

Positiv ist, dass der Körper diesen Prozess wirklich und sogar in überschaubarer Zeit lernt. Am Anfang wird der Untrainierte weniger als ein Gramm Fett pro Stunde verbrennen, was sich aber innerhalb von nur vier Wochen steigern wird: Dann geht es schon über zehn Gramm Fett an den Kragen; nach einem Vierteljahr regelmäßigen Laufens wird eine Stunde Rennen bereits 50 Gramm Fett verbrauchen, was immerhin fast 500 kcal entspricht (vorausgesetzt immer, man bleibt im Sauerstoffgleichgewicht). Regelmäßiges Laufen verändert also die Biochemie unseres Körpers in eine für den Übergewichtigen faszinierende Richtung: Einerseits wird viel leichter mehr Fett verbrannt, weil der Körper die dafür nötigen biochemischen Voraussetzungen geschaffen hat, zum anderen nimmt die Muskulatur durch das Training zu. Mehr Muskeln verbrauchen natürlich auch mehr Fett. Ideal ist, dass die gesteigerte Fettverbrennung nicht nur während des Trainierens erhöht bleibt, sondern auch in der übrigen Zeit weiterläuft. Selbst wenn man schläft, ist der Grundumsatz höher, und die fettverbrennenden Enzyme arbeiten weiter. Man kommt sozusagen »schlafend« in Form.

➤ *Special: Laufen*

Die Auswahl an Bewegungsprogrammen ist heutzutage groß: Walking, Stretching, Spinning, Indor-Rowing, Biking, Aerobic, Workout; möglichst englisch benannt und mit entsprechendem »Outfit« vermarktet; dennoch bleibt der bewährte Waldlauf in mancher Hinsicht konkurrenzlos: Nirgendwo kann man so mit sich »ins Reine« kommen wie in einem Wald mit alten und jungen Bäumen, durch die die Sonne fällt und ihre malerischen Lichtspuren auf den Boden zeichnet. Der Wald symbolisiert das Unbewusste, und so ist ein Eindringen in das Reich der Bäume immer auch eine symbolische Mutprobe und ein Stück Regeneration für die Seele. Der von den Bäumen tagsüber reichlich ausgeschiedene Sauerstoff gibt uns Energie, genau wie unser Kohlendioxidausstoß die Bäume nährt.

Der weiche Waldboden ist die beste Grundlage für unsere Füße, denn er federt die Schritte ab und schont auf diese Weise unsere Gelenke. Der Waldboden mit seinen Wurzeln und Ästen fordert unsere Wachsamkeit und macht uns anpassungsfähig. Diese Umwelt bereitet mehr Spaß als eine Tartanbahn oder ein Laufband im Fitnessstudio. Hinzu kommen der Duft der Pflanzen, der Charme der jeweiligen Tages- und Jahreszeit und die Atmosphäre natürlicher Freiheit! All das nehmen wir mit jedem Schritt und Atemzug in uns auf.

Wer im Wald läuft, tut nicht nur etwas für den Körper, sondern auch für die Seele, denn wer innere Ruhe sucht, wird das bevorzugt an Plätzen äußerer Ruhe tun. Das Ankommen im Augenblick und das Hinter-sich-lassen des Bekannten kann man körperlich unterstützen: Durch die Betonung des Ausatmens mit einem bewussten Loslassen der Schultern und angedeutetem Ausschütteln der Hände.

Ein Morgenlauf kann mir zeigen, wie ich diesen Tag angehen, wie ich ihn durchhalten kann: Langsam und bewusst oder zügig und erwartungsvoll? Mit Kraft und Ausdauer oder eher weich und sanft abwartend?

Der Abendlauf kann mir helfen, den Tag biochemisch zu verarbeiten und seelisch zu verdauen. Die wichtigsten Themen und Probleme mögen wieder auftauchen, um dann endgültig abzutauchen. In dem Maße, wie ich fertig werde mit dem Tag, kann ich offen werden für den Feierabend. Manche Menschen nehmen sich sogar spezielle Themen vor für einen besonderen Lauf, um im Vorbeilaufen mit ihnen wirklich fertig zu werden.

Man kann aber auch einen Partner einladen und schweigend – während des Laufens – mit ihm ins Reine kommen, denn im gemeinsamen Rhythmus der stetigen Schritte kann sich manches Problem auch ohne Worte lösen. Oder man nimmt ihn nur in Gedanken mit, um sich mit ihm auseinander zu setzen; laufend geht das leichter, weil man parallel dazu auf die Bodenbeschaffenheit achten muss.

Mit etwas Mut und Entdeckungswillen lässt sich auch aus jedem Lauf durch ursprüngliche Natur ein Orientierungslauf machen. Verlassen Sie die eingefahrenen Wege! Laufen Sie einfach mal ins Blaue hinein, und schauen Sie, wo Sie hinkommen, und vor allem, wie Sie wieder zurückfinden. Die Erfahrung ist aufschlussreich: Wie steht es überhaupt mit meiner Orientierung, wenn ich die gewohnte Strecke verlasse und auf meine fünf Sinne angewiesen bin? Wie steht es um meinen sechsten Sinn?

Selbstverständlich gilt Vergleichbares auch für Walking und dessen verschiedene Spielarten. Für Menschen, die bereits Gelenkprobleme haben oder übergewichtig sind, hat das sogar unübersehbare Vorteile.

Ausdauertraining senkt darüber hinaus auch den Insulinspiegel in Richtung Norm, was der Zuckerkrankheit vorbeugt und den Hunger stillt. Ziel ist es also, nicht den Blutzucker durch körperliche Überanstrengung zu senken, da dies erneut den Hunger fördert, sondern vielmehr den Insulinspiegel durch Bewegung im Sauerstoffgleichgewicht! Hier liegt auch das entscheidende Geheimnis bei der Vermeidung der so genannten Insulinresistenz, einer Vorstufe des Diabetes Typ II, der immer mehr um sich greift. Diesbezüglich lässt sich mittels stimmiger Bewegung mehr erreichen als mit Reduktionsdiäten. Der erste Schritt beim Abnehmen ist demnach der schwerste, die späteren Schritte jedoch werden zunehmend zum Genuss; jedenfalls wenn man auf Bewegung setzt.

Muskulatur

Aufbau

Das Wort allein sagt es schon: Der Bewegungsapparat braucht Bewegung! Entwicklungsgeschichtlich ist unser »Körperhaus«, das uns auf Schritt und Tritt durchs Leben begleitet, für einen Läufer oder jedenfalls ein sich viel bewegendes Wesen angelegt. Im Moment sieht es eher danach aus, dass wir entweder zu viel oder zu wenig für unseren Körper tun. Spitzensportler überschreiten oftmals ihre Grenzen und schaden damit dem Bewegungsapparat; bequeme Menschen vertrauen darauf, dass die Beachtung, Pflege und »Instandhaltung« des Bewegungsapparates alleinige Aufgabe des behandelnden Arztes seien.

Weder die Sportfanatiker noch die Bewegungsverweigerer werden ihrem Körper gerecht; dies gilt auch für die Muskulatur. Die Wahrheit liegt wieder einmal in der Mitte und ist mit dem *Prinzip der funktionellen Anpassung* – auf Muskulatur und Sehnen, Knochenstrukturen und Bänder ausgelegt – schon ausreichend beschrieben.

Bezogen auf unser Muskelsystem heißt das: Wie jedes biologische System erhält auch die Muskulatur ihre Leistungsfähigkeit, wenn sie vernünftig in Betrieb gehalten wird, und sie steigert ihre Leistungen, wenn die Anforderungen zunehmen. Reduzieren sich die Bewegungen, bildet sich ein Muskel zurück und erschlafft. Jede Bewegung, die wir ausführen, ganz gleich ob bei körperlicher Arbeit, beim Sport oder bei anderen Hobbys, wirkt sich auf die Entwicklung unseres Muskelsystems aus. Häufige Handgriffe und Bewegungen bewirken, dass der entsprechend trainierte Muskel kräftiger und ausdauernder wird und an Umfang zunimmt. Dabei wird er aber auch verkürzt. Dieser Effekt wird kaum beachtet und ist doch Ursache für Schmerzen und Probleme am Bewegungsapparat. Auch Routinearbeiten führen also zu einer Verkürzung und Verspannung der betroffenen Muskeln und Muskelgruppen.

Andere Muskelgruppen wiederum gebrauchen wir höchst selten. Diese verringern nicht nur ihre Kraft und Leistung, sondern erschlaffen und verlängern sich während ihres untätigen Daseins. Das hat jeder erlebt, der schon einmal ein Bein in Gips hatte; die Muskulatur ist nach dem Abnehmen des Verbandes nicht mehr imstande, die ihr zukommende Aufgabe zu erfüllen und muss erst mühsam wieder aufgebaut werden.

Sind die Muskeln im Gleichgewicht, geht es uns gut. Es ist also wichtig herauszufinden, wo die eigenen Stärken und wo die Schwachstellen liegen, wo sich gering-, viel- bis überbeschäftigte Muskeln verbergen. Beide Gruppen brauchen Zuwendung – die überstrapazierten in erholsamer Form in Form von Dehnung; die unterforderten in aufbauender Form in Form von Kräftigung.

Mögliche Ursachen für Schmerzen

Die Muskeln reagieren, wie wir sie behandeln: Ihnen ist es egal, ob wir wissen, wie sie funktionieren, und ob wir uns für entsprechende Übungen Zeit nehmen. Dem Oberschenkelmuskel ist es völlig

Fassen wir zusammen:

➤ Viel Bewegung im Alltag sorgt für kräftige Muskeln, die aber unter Verkürzungen und damit unter (Ver-)Spannungen leiden.

➤ Wenig Bewegung im Alltag lässt Muskeln degenerieren, sie erschlaffen und verlängern sich und können ihre Stütz- und Schutzfunktion nicht mehr wahrnehmen. Der Körper kommt außer Form, er beginnt sich zu verformen beziehungsweise zu deformieren.

➤ Ruhig gestellte Gelenke, z. B. die Wirbelsäule, lassen den Muskeltonus ansteigen; minimale Bewegungen normalisieren den Tonus. Aus dieser Tatsache lassen sich die verblüffenden Erfolge der sanften östlichen Bewegungsrituale wie Taiji und Qi Gong erklären. Und deshalb sind anatomische Büromöbel sinnvoll, die dynamisches Sitzen erlauben.

gleichgültig, ob sich sein Besitzer sofort nach dem Tennisspiel wieder ins Auto setzt und sich die Zeit für die notwendige Dehnung seiner Muskeln erspart. Die jeweiligen Muskeln werden sich einfach verkürzen und damit zu einem später eskalierenden Problem beitragen. Am besten ist es deshalb, freiwillig vorzubeugen, statt unter Schmerzen nachzuholen, was bisher versäumt wurde. *Vorbeugen* wird so zu einer der sinnvollsten und wichtigsten Bewegungen.

Unser Körper ist ein sensibles Wunderwerk der Schöpfung und dafür ausgelegt, uns über hundert Jahre gute Dienste zu leisten; daher lohnt sich seine »Wartung« immer. Wie sich unser Verhalten auf den Bewegungsapparat auswirkt, wird der folgende Streifzug durch den Körper zeigen, wobei hier nur auf die wichtigsten Bereiche eingegangen werden kann. Aber allein die Wiedergewinnung der Balance in diesen wichtigsten Bereichen wird schon eine erstaunliche Veränderung im Lebensgefühl mit sich bringen.

Wade

Beginnen wir mit der ersten großen Muskelregion, der Wade.
Die Wadenmuskeln sind viel beschäftigt: Bei jedem Schritt, allen schnelleren Laufbewegungen und vielen sportlichen Übungen wirken gewaltige Belastungen auf die Wadenmuskulatur und ihre Verlängerung, die Achillessehne, ein. Aus dieser hohen Belastung, die einer hohen Reizsetzung entspricht, neigt die Wade zur Verkürzung. Diese bringt wiederum die Achillessehne unter erhöhte Spannung und stört deren Stoffwech-sel. Nicht umsonst sprechen wir schon im übertragenen Sinn von der *Achillesferse* als einem Synonym für *Schwachstelle*. Die aus der Überlastung der Wadenmuskeln resultierenden gesundheitlichen Probleme sind vielfältig. Die Palette reicht von der Verhärtung und erhöhten Krampfneigung der Wade bis zum Achillessehnenriss; vorbeugen kann man dies durch regelmäßiges Dehnen der Wade. Wie das geht, wird im weiteren Verlauf des Textes beschrieben.
Da die Waden auch unsere Sprungmuskulatur umfassen, sind es manchmal Probleme mit dem Absprung, die sich hier körperlich niederschlagen. Das Problem kann sowohl im Konkreten wie auch im Übertragenen liegen. Wer ständig auf dem Sprung ist, ohne je den Absprung zu kriegen, der wird diese Dauerspannung in der Wade spüren.

Oberschenkel und Hüften

Wandern wir im Körper ein Stück höher, treffen wir auf die Muskeln am Oberschenkel. Der Einfachheit halber betrachten wir sie in Verbindung mit der Hüftmuskulatur. Aufgrund ihrer differenzierten Aufgaben teilen wir sie in zwei Gruppen, in die der Oberschenkelrückseite und die der -vorderseite. Die Belastungen sind ähnlich intensiv wie die der Wade; erfahrungsgemäß verkürzt sich die Oberschenkelmuskulatur bei Männern noch stärker als bei Frauen. Eine erhöhte Verletzungsanfälligkeit in Form von Zerrungen, Muskeleinrissen und Verletzungen der sehnenartigen Muskelhaut ist die Folge, die Hüfte wird unbeweglicher, und häufig kommt es zu Sehnenansatzentzündungen. Auffällige Schmerzstellen liegen am Rücken und in der Gürtellinie, nach rechts und links außen versetzt an der Wirbelsäule. Auch viele der Beschwerden, die unter Diagnosen wie Ischias, Ischialgie, Lumbago, LWS-Syndrom oder einfach Kreuzschmerzen fallen, sind Folgen der Verkürzung. Die Oberschenkelrückseite sollte deshalb regelmäßig gedehnt werden. Entsprechende Übungen werden später beschrieben.

Die Oberschenkelvorderseite in Verbindung mit der Hüftbeugemuskulatur sollten wir ebenfalls vor Verspannung und Verkürzung bewahren, da sonst gewichtige Folgewirkungen auftreten können: Knie- und Kniescheibenprobleme, Hüftgelenkseinschränkungen oder eine permanente Hohlkreuzstellung der Lendenwirbelsäule, die eine Gefahr für die Bandscheiben darstellt. Im Rücken sitzt der Schmerz, die eigentliche Ursache ist aber viel tiefer, im Oberschenkel zu suchen. Diese Gefahr wird drastisch verstärkt durch gut gemeinte, aber in der Ausführung oft falsche Übungen zur Stärkung der Bauchmuskeln. Leider sind immer noch althergebrachte Übungen und sogar Geräte zur Bauchmuskelkräftigung im Umlauf, die erheblichen Schaden anrichten, weil sie vorwiegend auf die Hüftbeugemuskulatur wirken. Wenn Sie sich nicht sicher sind, ob Ihnen die Übung gut tut, fragen Sie im Zweifelsfall lieber einen Experten, bevor Sie etwas falsch umsetzen. Wichtig ist auf jeden Fall, die Oberschenkelvorderseite und die Hüftbeugemuskulatur regelmäßig zu dehnen.

➤ **Übung:** Legen Sie sich mit dem Rücken auf einen Tisch, das Gesäß liegt auf der Tischkante. Winkeln Sie nun ein Bein ab, fassen es mit beiden Händen am Knie und ziehen es zur Brust. Allein das Gewicht des herabhängenden anderen Beines reicht aus, eine spürbare Dehnung im Hüftbeuger (Iliopsoas) und auf der Oberschenkelvorderseite zu erreichen.

Auch bei der Ober-
schenkelmuskulatur
kann man den Zusam-
menhang von Körper
und Seele beschrei-
ben: Dass wir zutreten
können, verdanken wir
unserer Oberschenkel-
muskulatur.

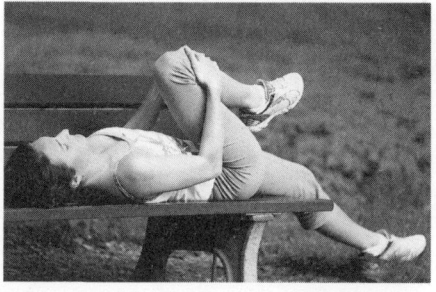

Nicht ausgeteilte Tritte, die schon auf der Impuls- oder vor allem
Muskelebene blockiert wurden, können sich hier manifestieren.

Gesäß

Die Gesäßmuskulatur sorgt nicht nur für runde Formen, sondern hat
auch große Bedeutung für Haltung und Bewegung; eine Degeneration dieser Muskulatur führt zur Gesäßmuskelschwäche. Ein flacher
Gesäßmuskel ist daher kein Schicksalsschlag, sondern es könnte mit
gezielter Kräftigung wieder in seine funktional richtige runde Form
gebracht werden.

➤ **Übung:** Setzen Sie sich mit angewinkelten Beinen auf den Boden, stützen Sie sich auf den gestreckten Armen ab, und heben Sie
nun das Becken durch Anspannung der Gesäßmuskulatur hoch. 20-
bis 50-mal wiederho-
len. Der Gesäßmuskel
Gluteus maximus ist
der größte Muskel des
Körpers und ebenfalls
am Gehen und Steigen
beteiligt.

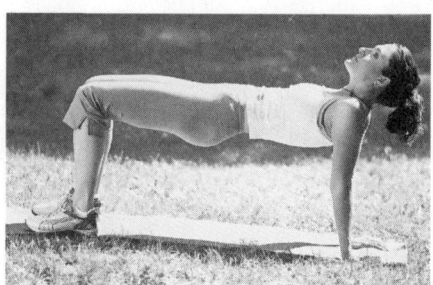

Bauchmuskulatur

Noch etwas höher treffen wir auf einen der wichtigsten Haltungsmuskel, ohne den ein aufrechter Stand auf Dauer nicht möglich ist. In seiner ursprünglichen Form bildet er eine gerade Linie vom Ende des Brustkorbes hinunter zum Becken. Er ist als Gegenspieler der Rückenmuskulatur zu sehen, hält gleichsam das Becken und muss dessen Nachvornekippen und somit eine übertriebene Hohlkreuzstellung verhindern.

Mit der Bauchmuskulatur haben viele Menschen Probleme. Da ihr in unserem normalen Alltag Belastungen und damit die notwendigen Reizsetzungen fehlen, beginnt sie zu erschlaffen und sich zu verlängern. Sie gibt dem immer vorhandenen Eingeweidedruck nach, um sich nach vorne auszubeulen. Oft kommt – bei falscher Ernährung – noch ein erhöhter Blähungsdruck hinzu. Die erschlafften Bauchmuskeln, die schon den Eingeweiden kaum standhalten, geraten nun unter erheblichen zusätzlichen Druck von innen, der Bauch wird dick. Ein entsprechendes Krankheitsbild wäre das *Roemheldsyndrom*. Es entsteht aus dem Spannungsfeld von erschlaffter Bauchdecke und entgleister Verdauung, und die Symptome zeigen sich am Herzen, das seinerseits unter erheblichen Druck gerät. Reines Bauchmuskeltraining wäre in diesem Fall nicht nur zu wenig, es gefährdet auch das Herz. Denn wenn der Überdruck nicht mehr nach vorne in den Bauch ausweichen kann, muss er sich einen anderen Weg suchen, und der wird am ehesten über das Zwerchfell nach oben weisen. Mediziner sprechen dann vom *Zwerchfellhochstand*, der das Herz von unten drückt. In diesem Fall müsste mit den Bauchdecken die Verdauung in Ordnung gebracht werden.[2]

Grundsätzlich hat eine gute Bauchmuskulatur eine sehr hilfreiche Funktion für die Verdauung, da sie das Ausweichen nach vorne ver-

---

2 Siehe Ruediger Dahlke / Robert Höße, »Verdauungsprobleme«, Knaur Verlag 2001

hindert und auf diese Weise dafür sorgt, dass über die Atembewegungen des Zwerchfells die Eingeweide kontinuierlich massiert werden.

Aus der unheiligen »Trinität« von verkürzter Oberschenkelrückseite, verkürzter Oberschenkelvorderseite beziehungsweise verkürzten Hüftbeugern und zu schwacher Bauchmuskulatur entwickeln sich Risikofaktoren, die bereits Schulkinder haben und die sich durch alle Alters- und Berufsgruppen ziehen; oft leiden die Betroffenen ihr ganzes Leben unter Schmerzen. Die Bauchmuskulatur sollte deshalb regelmäßig gekräftigt werden mit Übungen, die wirklich die Bauchmuskeln und nicht den Hüftbeuger trainieren. Die machen zwar nicht unbedingt Spaß, belohnen uns aber mit einem guten Körpergefühl. Und sie können uns langfristig Schmerzen in den verschiedensten Regionen ersparen. Ganz abgesehen vom ästhetischen Aspekt einer flachen Vorderfront. Und wir sprechen hier noch nicht von einem Waschbrettbauch. Solange man nicht darauf zielt, sein Geld durch die Präsentation von Unterwäschereklame zu verdienen, ist dieser nicht notwendig. Ein fester Bauch ist dagegen notwendig und durch regelmäßige Kräftigungsarbeit gar nicht so schwer zu bekommen.

Hals- und Nackenmuskulatur

Noch weiter nach oben gewandert, präsentiert sich die nächste Problemzone mit der Hals- und Nackenmuskulatur, die vielfach verhärtet und verspannt ist und deshalb schmerzt. Die so genannten *oberen Schulterfixatoren* sind großen Belastungen im Alltag ausgesetzt, da fast jeder Handgriff ihre Beteiligung und damit ein Schulternhochziehen erfordert. Falsche Bewegungsabläufe, zum Beispiel beim Heben der Arme, sorgen für Verspannungen und Fehlhaltungen. Auch ist es unvorteilhaft, wenn man den ganzen Tag am Schreibtisch arbeitet, ohne sich zu bewegen, man vielleicht auch noch auf dem falschen Stuhl oder zu nahe am Computer sitzt.

Außerdem besteht ein direkter psychosomatischer Zusammenhang zwischen der Schulterhaltung, der Nackensituation und der Angst.

Die Angst kann einem im wahrsten Sinne des Wortes »im Nacken sitzen« und hier auf Dauer für Verspannungen sorgen. Ein ängstlicher Mensch neigt dazu, die Schultern zu heben und seinen Kopf zwischen ihnen zu verstecken, das *Kopfeinziehen*. Wenn Lebenssituationen, die das Zurückstecken und Kopfeinziehen mit sich bringen, zur Grundhaltung werden, wird sich das in Verengungen und Verkürzungen der dauerhaft verspannten Muskeln zeigen. Der sprichwörtliche »Stiernacken«, dem das sture Verfolgen der eigenen Ziele, ohne nach links und rechts zu schauen oder sich im Geringsten durch Argumente beirren zu lassen, nachgesagt wird, zeigt schon durch seinen Umfang die Verdickung der Muskulatur an.

Aber wir können etwas für unseren Hals und Nacken tun: Fehlbelastungen vermeiden, diese Muskelgruppen dehnen und gleichzeitig die unteren Schulterfixatoren kräftigen.

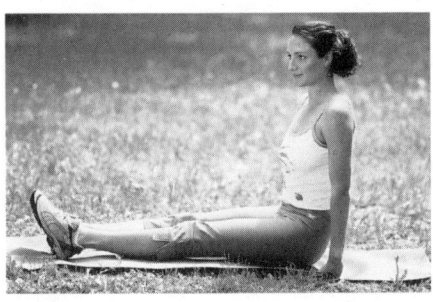 **➤ Übung:** Setzen Sie sich mit ausgestreckten Beinen auf den Boden. Stützen Sie sich auf den zu Fäusten geballten Händen (in Hüfthöhe) auf, und heben Sie mit durchgestreckten Armen Ihr Gesäß einige Zentimeter vom Boden ab. Ziehen Sie das Kinn wie ein Doppelkinn heran, so dass der Hinterkopf den höchsten Punkt bildet.

Eine sehr einfache und wohltuende Übung ist auch das häufige bewusste Loslassen der Schultern in Verbindung mit tiefem Ausatmen. Das entlastet nicht nur die Schulterpartie, sondern tut auch der Seele gut. Es gibt unzählige Gelegenheiten, während des Tages die Schultern loszulassen und tief durchzuatmen. Wem es gelingt, diese banale Übung zu einer Art Reflex zu machen, der wird staunend feststellen, wie er selbst gelassener und (angst-)freier wird. Ein guter

Trick für den Anfang: Bringen Sie an jedem Ort – wie zum Beispiel dem Telefon –, der mit viel Stress für Sie verbunden ist, ein Zeichen an, das Sie an das ausatmende Schulterloslassen erinnert. Haben Sie diese Art der Entspannung erst einmal verinnerlicht, wollen Sie sicher nicht mehr darauf verzichten.

Arme und Hände

Auch für die Arme ist die Balance zwischen An- und Entspannung wichtig: Der so genannte Tennisellbogen etwa, Sehnenansatzentzündungen oder Sehnenscheidenentzündungen hängen ursächlich mit Längen- und Spannungsverhältnissen in der Muskulatur zusammen. Computer-, Greif-, Halte- und Knet- sowie Hausarbeit lässt die Unterarmmuskulatur stark verkürzen. Häufig sind auch Mütter, die ihre Kinder oft auf dem Arm tragen, von dieser Überbelastung betroffen. Die gezielte Vorbeugung ist jedoch ganz einfach, denn die passenden Dehnübungen sind leicht auszuführen und werden im nächsten Kapitel beschrieben.

Unsere Arme und Hände sind die Werkzeuge, mit denen wir »die Welt zu uns heranholen«. Ohne das Ellbogengelenk und die damit verbundenen Muskeln wüssten wir gar nicht, wie wir das Essen zum Mund führen sollten.

Mit den Ellbogen setzen wir uns im symbolischen Sinne durch. Mit unseren Händen greifen wir nach allem, was uns wichtig erscheint, und so zeigen sie in ihrem muskulären Zustand an, inwieweit wir das Leben in den Griff bekommen.

Ausblick

Da das Gesetz der *funktionellen Anpassung* auf sämtliche unserer annähernd 500 Körpermuskeln wirkt, sollten wir ihm Beachtung schenken. Es mag vielleicht banal und zu einfach klingen, dass viele Probleme – von Entzündungen und Hexenschuss angefangen bis hin zum Bandscheibenvorfall und Arthrose – mit der Pflege unseres Bewegungsapparats in den Griff zu bekommen sind. Verblüffende Erfolge sowohl in der Spitzensportbetreuung wie auch bei Gesundheitsseminaren bestätigen dies jedoch immer wieder. Im Übrigen hindert einen nichts, in »Krankheit als Symbol«[3] die jeweilige Bedeutung nachzuschlagen.

Komplizierte Sehnenplastiken bewirken ja auch nichts anderes, als die durch Verkürzung der entsprechenden Muskeln überstrapazierten Sehnen zu verlängern. Über die Dehnung der geplagten Muskeln wäre der gleiche Effekt viel (schmerz- und kosten-)schonender zu erreichen. Versuchen wir also, ein muskuläres Gleichgewicht herzustellen.

So testet man seine Körpermuskulatur

Viele Muskelgruppen sind in Eigenregie auf Länge und Kraft zu testen. Beachten Sie dabei, dass diese Tests jeweils auf die Mindestlänge und -stärke, die der Muskel haben sollte, ausgelegt sind. All die Tests, die auf die Längenverhältnisse der Muskulatur abzielen, dürfen nur bis zum Spüren eines deutlichen Spannungsgefühles durchgeführt werden und keinesfalls darüber hinaus. Es ist wichtig, unter der persönlichen Schmerzgrenze zu bleiben!

Eine fundierte Aussage zum Zustandsbild der Muskulatur kann jedoch nur der Spezialist geben. Bedauerlicherweise gibt es nur wenige Ärzte, Osteopathen, Physiotherapeuten und Gesundheitstrainer, die mit entsprechendem Ansatz den Patienten beraten und therapieren. Vor schwer wiegenden Eingriffen, wie Operationen von Bandscheibenvorfällen, Karpaltunnelsyndromen und dergleichen, lohnen immer Versuche mit einer Muskelspannungsregulation. Die Selbstheilungskräfte des Organismus sind, wenn sie entsprechend angeregt werden, zu unglaublichen Regenerationsleistungen in der Lage.

---

3 Ruediger Dahlke, »Krankheit als Symbol«, Bertelsmann 1996

Die Wadenmuskulatur

Die Wadenmuskeln sollten gut in Form sein, schließlich sind sie bei jedem Schritt und vor allem auch jedem Sprung im Einsatz; abgesehen davon sorgen sie für unseren aufrechten Gang. Da wir sie ständig belasten, sind die Wadenmuskeln häufig verkürzt; dies spüren vor allem Frauen, die häufig Schuhe mit hohem Absatz tragen. Sie sollten zum Ausgleich zwischendurch immer wieder barfuß laufen und auf jeden Fall regelmäßig Dehnübungen machen.

➤ Test
Die Wadenmuskeln
Stellen Sie sich barfuß auf einen möglichst harten Untergrund, die Beine hüftbreit auseinander, die Füße parallel. Beugen Sie die Knie, und gehen Sie so tief wie möglich in die

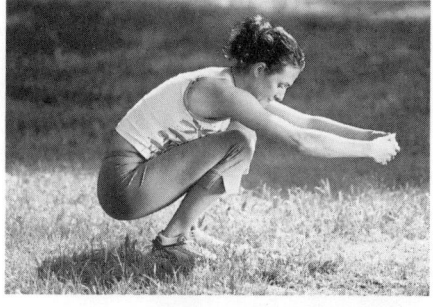

Hocke. Geht das problemlos, sind Ihre Wadenmuskeln lang genug. Schaffen Sie es nur, wenn Sie dabei die Fersen vom Boden abheben, Übergewicht nach hinten bekommen oder die Füße nach außen drehen müssen, ist die Wadenmuskulatur verkürzt.

➤ Dehnung
Am besten wiederholen Sie den Test jeden Tag aufs Neue, denn die Hocke ist eine schnell gemachte Dehnübung, die die Wadenmuskeln streckt.

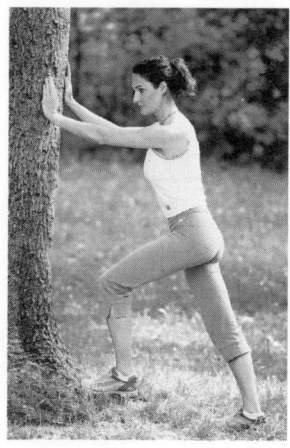

Die dazu passende Übung, die Ihren Muskeln wieder die notwendige Länge gibt und somit das Sprunggelenk wieder aus seiner Einschränkung erlöst, ist einfach (Abb. links).

Die Oberschenkelmuskulatur

Auch die Muskulatur an der Vorder- und Rückseite der Oberschenkel neigt leicht zu Verkürzungen. Aber wir brauchen sie für unseren aufrechten Gang.

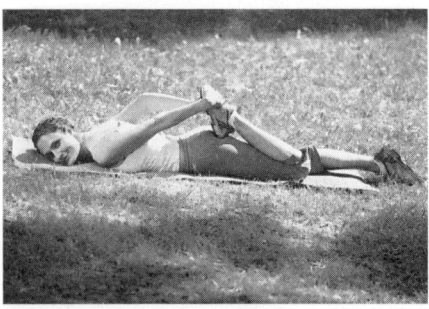

➤ **Test**

Die Oberschenkelvorderseite:

Legen Sie sich auf den Bauch, und drücken Sie Ihr Becken fest gegen die Unterlage. Gesäßbacken zusammenkneifen. Winkeln Sie jetzt ein Bein an, umfassen Sie mit einer Hand den Rist, und ziehen Sie mit der anderen die Ferse zum Gesäß. Hebt sich jetzt die Hüfte vom Boden ab, oder kommen Sie mit der Ferse nicht ans Gesäß, ist die Muskulatur verkürzt. Wechseln Sie das Bein, und testen Sie auch die zweite Seite.

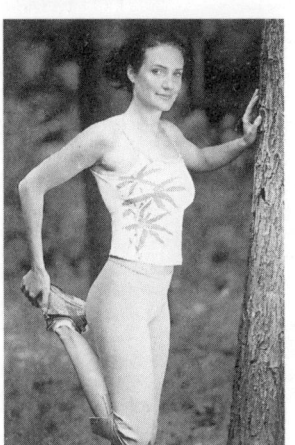

➤ **Dehnung**

Auch hier ist die Testübung gleichzeitig eine gute Dehnungsübung. Probieren Sie es auch mal im Stehen.

Achten Sie darauf, dass Sie den Bauch einziehen, zwischen Oberschenkel und Körper eine gerade Linie ist und Sie kein Hohlkreuz machen. Bauen Sie die Spannung immer langsam auf, und bleiben Sie unter der Schmerzgrenze. Ruhig atmen und in 20 bis 25 Sekunden die Spannung immer wieder verstärken oder nachgeben.

➤ Test

Die Oberschenkelrückseite: Legen Sie sich auf den Rücken. Schlingen Sie ein Handtuch um die rechte Fußsohle, und ziehen Sie damit mit beiden Armen das gestreckte Bein in die Senkrechte. Das linke Bein liegt ausgestreckt am Boden. Nicht das Becken anheben! Gelingt Ihnen das leicht, ist die Muskulatur in Ordnung. Jetzt noch das linke Bein testen.

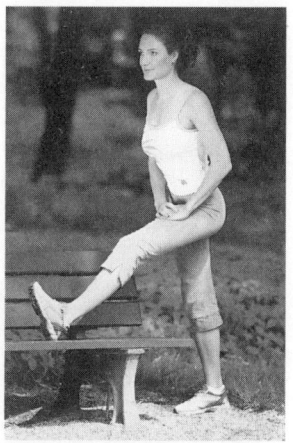

➤ Dehnung

Wiederholen Sie die Testübung regelmäßig. Und versuchen Sie diese Übung: Legen Sie Ihr gestrecktes Bein auf die Sitzfläche einer Bank, die Fußspitze Ihres Standbeines zeigt nach vorn. Neigen Sie sich langsam – in der Hüfte beugend – nach vorn. Versuchen Sie, mit dem Brustbein möglichst weit nach vorne zu kommen. Dieselbe Dehnübung können Sie auch im Kniestand probieren. Vorsicht: Keinen Katzenbuckel machen!

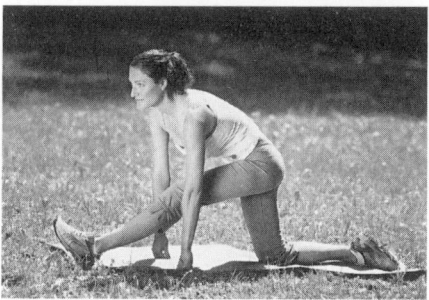

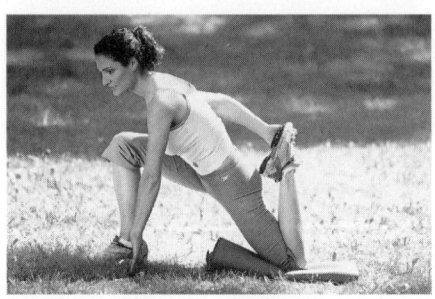

> **Test**

Die Oberschenkelvorderseite in Kombination mit der Hüftbeugemuskulatur:
Hier ist die exakte Position besonders wichtig! Knien Sie sich aufs linke Knie, und steigen Sie mit dem rechten Bein weit nach vorn. Der vordere Unterschenkel steht dabei senkrecht zum Boden. Schieben Sie Ihr Becken so weit nach vorn und unten, dass eine gerade Linie entsteht zwischen Ihrem linken Oberschenkel und Ihrem Oberkörper. Die Hüfte muss durchgestreckt bleiben. Umgreifen Sie mit der rechten Hand den linken Vorderfuß, und ziehen Sie die linke Ferse hoch in Richtung Gesäß. Müssen Sie dabei die Hüfte beugen, oder erreichen Sie die Ferse nicht, ist die Muskulatur verkürzt. Jetzt die andere Seite testen.

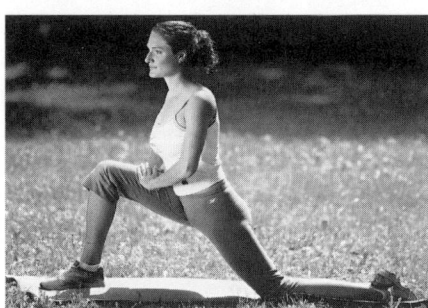

> **Dehnung**

Schon das Vorschieben der Hüfte in die Ausgangsposition entlastet die Muskulatur. Die Testübung können Sie variieren, indem Sie ein Handtuch um den Knöchel schlingen und damit den Arm verlängern.

➤ Test

Die Bauchmuskulatur I
Diesmal geht es dar-
um, wie kräftig Ihre
Bauchmuskeln sind:
Legen Sie sich auf den
Rücken. Dann die Un-
terschenkel im rechten
Winkel von Hüfte und

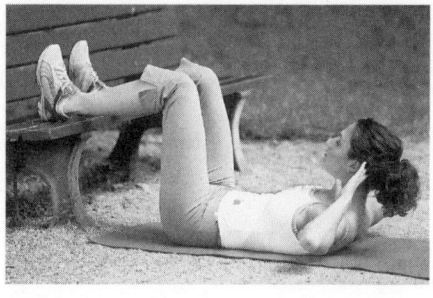

Knie auf eine Bank legen. Die Hände an die Ohren legen und den
Oberkörper heben (Abb. rechts), bis im Idealfall die nach vorne ge-
richteten Ellbogen die Knie berühren.

➤ Test

Die Bauchmuskulatur II
Auf den Rücken legen, beide Beine sind angewinkelt. Klemmen Sie
zwei Bleistifte in die Kniekehlen und strecken dann die Arme nach
hinten aus; versuchen Sie langsam und ohne Schwung, das Becken
vom Boden abzuheben, ohne die Stifte dabei zu verlieren. Atmen Sie
während der Anstrengung aus, um nicht zu pressen.

Kräftigung: Beide Testübungen kräftigen die gerade Bauchmuskulatur. Beginnen Sie mit der ersten Übung. Später bieten sich Variati-
onsmöglichkeiten an, etwa mit dem rechten Ellbogen zum linken
Knie und umgekehrt. Dadurch wird die schräge Bauchmuskulatur gekräftigt. Achten Sie darauf, dass bei jeder Bauchmuskelübung die
Hüftbeuger »ruhig gestellt« sind. Sonst wird wie bei den »alten«
Bauchmuskelübungen (Füße unter der Bank einklemmen und den
Oberkörper hochziehen) der sowieso schon überlastete und somit
verspannte Hüftbeuger (Iliopsoas) trainiert. Kräftigen lässt sich gut
in zwei Serien (später auch drei bis fünf) zu fünf bis 15 Wiederholungen. Genug ist, wenn Sie spüren, dass die Kraft des Bauchmus-
kels erschöpft ist, der Bauch warm bis heiß wird und zu brennen be-

ginnt. Wenn das geschieht, sollte man noch fünf Mal die Übung wiederholen, um einen deutlichen Wachstumsreiz zu setzen. Die gute Nachricht ist, dass sich das Brennen bei denjenigen mit den geringsten Bauchmuskeln sehr rasch einstellen wird und sie deshalb zu Anfang nur sehr wenige Übungen brauchen.

Dazwischen ist Zeit für eine der Dehnungsübungen.

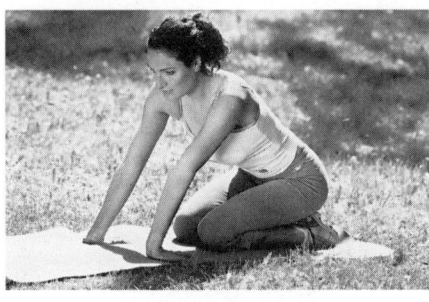

➤ Test
Die Unterarminnenseiten
Knien Sie sich hin. Die Handflächen in Schulterbreite so auf den Boden legen, dass die Daumen nach außen und die Finger zu den Knien zeigen. So weit zurücksetzen, bis im Idealfall ein rechter Winkel zwischen Boden und Ihren Unterarmen entsteht. Nicht an die Schmerzgrenze gehen und ruhig atmen.

➤ Dehnung
Die Testübung ist gleichzeitig Dehnübung. Variieren können Sie dabei die Stellung der Hände. Sie können zwischen die Knie, jeweils zum Knie und etwas nach außen zeigen. Auch im Stehen kann gedehnt werden. Legen Sie dann die Handflächen auf eine Tischplatte.

➤ Test

Die Unterarmaußen-
seiten
In den Kniestand ge-
hen. Die Handrücken
liegen auf dem Boden,
die Daumen zeigen
zum Körper. Stützen
Sie sich schulterbreit

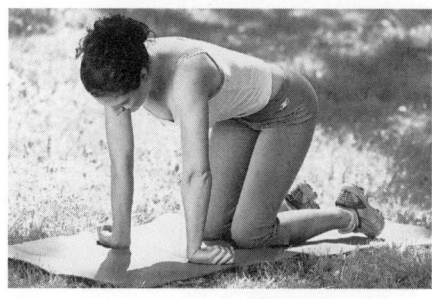

so am Boden auf, dass die Handgelenke zueinander zeigen (Abb.
rechts). Dann die Fäuste ballen und die Handrücken nach innen
zum Boden klappen. Gelingt diese Übung problemlos, ist die Muskulatur in Ordnung.

➤ Dehnung

Regelmäßig die Testübung machen. Sind Ihre Muskeln stark verkürzt, wird die Übung leichter, wenn Sie den Abstand der Arme zueinander vergrößern.

➤ Test

Die Schulter- und Brustmuskulatur
Stellen Sie sich aufrecht hin, und ver-
schränken Sie Ihre Finger hinter dem
Rücken ineinander. Strecken Sie die
Arme ganz durch, und versuchen Sie,
die gestreckten Arme nach hinten
oben zu führen, bis Sie mindestens
einen Winkel von etwa 40 Grad erreichen. Gelingt das nicht, ist die Beweglichkeit in den Schultergelenken
beeinträchtigt.

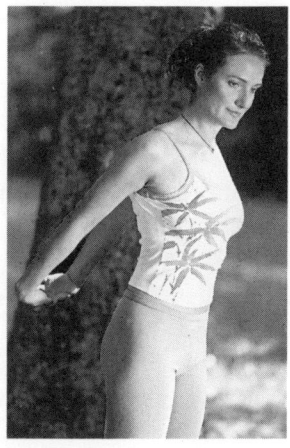

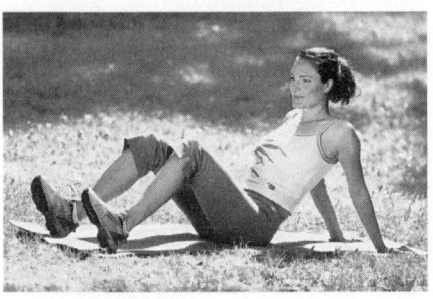

> **Dehnung**

Neben der Testübung können Sie folgende Dehnung machen: Setzen Sie sich auf den Boden. Stützen Sie Ihre Arme schulterbreit und gestreckt hinter Ihrem Rücken auf. Rutschen Sie mit dem Gesäß etwas nach vorne, bis eine spürbare Spannung im Schultergürtel auftritt. Heben Sie Ihren Brustkorb leicht nach oben, und atmen Sie tief in den obersten Teil Ihres Brustkorbes. Halten Sie diese Position etwa 30 Sekunden.

Alle Standard-Tests sind übrigens nur dann aussagekräftig, wenn es noch nicht zu krankhaften Veränderungen in den Gelenken gekommen ist.

So dehnt man richtig

Einen Muskel, der seine ursprüngliche Länge eingebüßt hat und nicht mehr vollständig funktioniert, kann man auf verschiedene Arten wieder verlängern. Gedehnt wird immer der Fleischkörper eines Muskels, da die Sehnen aus praktisch undehnbaren Fasern bestehen. Das Dehnen braucht Zeit und gehorcht bestimmten Rhythmen. Es bedeutet so viel wie nachgeben, weich werden und loslassen. Geduldig sollte man die Dehnungsspannung dosieren. Über die Schmerzgrenze zu dehnen, erzeugt oft Muskelkater und mindert die Wirkung. Auch das altbekannte »Wippen« hat nur noch am Ende der Aufwärmphase, unmittelbar vor einem sportlichen Einsatz, seine Berechtigung. Wer seinem Körper etwas Gutes tun will, orientiert sich an der Erkenntnis aus der östlichen Weisheitslehre: »Der Weg ist das Ziel«. Dehnen ist nicht nur Gymnastik, sondern auch ein bewusstes Spüren unserer weiblichen Seite und trägt somit zum inneren Gleichgewicht bei.

Wann dehnt man am besten?

➤ Mildes, vorsichtiges Dehnen am Morgen sorgt für ein angenehm geschmeidiges und energetisches Körpergefühl den ganzen Tag über. Für diesen Zweck reicht eine Dehnung ohne Wiederholung.

➤ Dehnungsübungen zur Verlängerung von Muskeln, die bereits verkürzt sind, bringen in gut aufgewärmtem Zustand am meisten. Also entweder nach einer heißen Dusche, nach der Sauna oder am besten dann üben, wenn nach einigen Minuten lockerer Bewegung »von innen her Wärme aufsteigt«. Besonders angenehm ist das Dehnen im körperwarmen Thermalwasser, in der Schwitzgrotte (bei etwa 50 Grad) oder im Tepidarium, einem temperierten Aufenthaltsraum im Römischen Bad. Bei eklatanten Verkürzungen sollten Sie die betreffende Muskelgruppe zwei- bis dreimal täglich dehnen. Mindestens eine Minute üben und fast bis an die Schmerzgrenze gehen.

➤ Vor dem Sport sollte im Aufwärmprogramm ausgiebig gedehnt werden. Die Muskeln werden besser durchblutet und auf Leistung vorbereitet. Kalte Muskeln sind nicht nur »spröde« und daher verletzungsanfällig, sondern auch leistungsschwach.

➤ Nach sportlicher Aktivität ist die sanfte Dehnung der jeweilig benutzten Muskulatur angesagt. So beugt man Verkürzungen, Stoffwechselproblemen wie auch Muskelkater und etwaigen Verletzungen vor. Zu diesem Zweck reichen einmalige halbminütige Dehnungen ohne Wiederholung.

Lösen Sie langsam die Position wieder auf, und schütteln Sie vorsichtig die Muskulatur aus, bevor Sie die Dehnung wiederholen oder mit anderen Übungen weitermachen. Ein bis zwei Wiederholungen pro Muskelgruppe sind empfehlenswert.

Und so packen Sie es an:

Gehen Sie in die Dehnungsposition, und bauen Sie dann langsam über etwa zehn Sekunden eine Spannung auf, ohne an die Schmerzgrenze zu stoßen. Halten Sie diese Spannung über weitere 20 Sekunden, während Sie ruhig und fließend atmen. Konzentrieren Sie sich auf die zu dehnende Muskulatur, und korrigieren Sie gegebenenfalls die Spannung. Lassen Sie beim Ausatmen bewusst los und Ihre Schultern fallen. Ein Lächeln auf dem Gesicht ist nicht verboten und macht das Üben leichter.

Die einzelnen Dehnungsübungen sind noch wirksamer, wenn man nach einer ersten Dehnphase über 20 Sekunden im Muskel kurz eine Gegenspannung aufbaut, das heißt, diesen Muskel über fünf bis sieben Sekunden anspannt und der Dehnspannung gleichsam entgegenwirkt. Wenn man anschließend wieder dehnt, geht das leichter und weiter als vorher. Außerdem wird der gewünschte Effekt länger anhalten.

So kräftigt man die gesamte Muskulatur

Bei allen Kräftigungsübungen soll der Organismus gut aufgewärmt sein. Kräftigen Sie die jeweilige Muskulatur mit fünf bis zwanzig Wiederholungen der Übung. Und das am besten in zwei Serien, zwischen denen Sie eine Pause machen. Selbst wenn die Übungen zu Beginn schwierig und anstrengend sind, bleiben Sie dran: Versuchen Sie, einen Teil der Bewegung auszuführen, denn allein das Anspannen der Muskulatur und ihr isometrisches Halten über einige Sekunden bringen Fortschritte. Bei jeder Kraftanstrengung sollten Sie ausatmen, um Pressatmung und unnötige Blutdruckspitzen zu vermeiden.

Am wirkungsvollsten ist es natürlich, wenn Sie Ihre Übungen ganz konsequent und regelmäßig machen. Gewöhnen Sie sich dabei an ein Bewegungsritual. Das kann so aussehen:

- langsames Aufwärmen
- Bewegung oder Sport (aktiver Pol)
- Kreislaufberuhigung (Ausklingphase)
- Dehnung (passiver Pol), Flüssigkeit nachtanken, Körperpflege und Regeneration.

Wenn ein solcher Ablauf zu einem fixen Ritual im Tagesablauf wird, haben Sie viel für Ihre Gesundheit getan.

Was können Sie tun?

Übungen zur Bewusstseinsgymnastik

Hier noch ein ganz besonderes Programm, das sich über die Jahre in Seminaren und Ausbildungen bewährt hat. Davon angesprochen fühlten sich sowohl Sportler als auch jene Menschen, die ihren Weg eher in der Meditation sehen. Die Übungen haben sich unter der Bezeichnung *Bewusstseinsgymnastik* einen Namen gemacht. Lassen Sie sich nicht abschrecken, denn am Anfang sind die Übungen überhaupt nicht angenehm. Vielmehr erkennt man mit ihrer Hilfe, wie ein- und festgefahren man in seinen Mustern ist, und wie schwer es einem fällt, aus diesen Mustern auszusteigen und neue zu beleben. Gerade das aber ist wichtig und lässt sich mit dieser Methode wie nebenbei erlernen. Die Bewusstseinsgymnastik ist ein vorwiegend körperliches Bewegungsprogramm, das aber die Beweglichkeit auf allen Ebenen und damit auch die Intelligenz erhöht.

Die amerikanische Therapeutin Jean Houston hat festgestellt, dass sich mit Bewusstseinsgymnastik der Intelligenzquotient in allen Phasen des Lebens deutlich steigern lässt. Offenbar führen die Übungen dazu, dass im Gehirn neue Nervenverbindungen gebildet werden. Mehr Verbindungen aber bedeuten mehr Möglichkeiten oder höhere Intelligenz.

Darüber hinaus sind die Übungen ideal, um sich vor wichtigen Herausforderungen, gleich welcher Art, wach zu machen und seine Gehirnhälften zu koordinieren. Die eigene Perspektive wird weiter, und der Überblick nimmt zu. Wenn wir mit solch kleinen Übungen unsere Konzentration herausfordern, sind wir anschließend ganz präsent.
Das Programm fördert aber auch die Koordination unserer Gehirn- und daraus folgend unserer Körperhälften. Völlig auf die linke Gehirnhälfte eingeschworen, kommen wir meist gar nicht auf die Idee, die Möglichkeiten der rechten mit einzubeziehen, was vor allem in anspruchsvollen Situationen hilfreich wäre. Schließlich ist die schnelle Erfassung von Zusammenhängen und Mustern nur in Zusammenarbeit beider Gehirnhemisphären möglich. Die Übungsabläufe der Bewusstseinsgymnastik helfen uns, die Körperhälften besser zu koordinieren, und es spricht alles dafür, dass das wiederum auf die Gehirnhälften wirkt und deren Koordination fördert. Dadurch werden wir in ganzheitlicher Hinsicht aufnahme- und leistungsfähiger.
Üben lohnt sich also, denn diese Art von Gymnastik kann später viel Spaß machen und mehr bewirken, als man sich anfangs vorstellen kann. Zu Beginn werden nur die einfachsten Übungen gelingen, die fortgeschritteneren machen dagegen häufig Schwierigkeiten, und es kann dauern, bis »der Groschen fällt«. Sind die Übungen erst einmal in Fleisch und Blut übergegangen, möchten die meisten ihr Übungsprogramm nicht mehr missen, wobei gerade die schwierige Lernphase am meisten bringt.

Bauchstreicheln und Scheitelklopfen

Der erste Teil der Übung beinhaltet, dass man sich mit der rechten Hand den Bauch sanft im Uhrzeigersinn streichelt. Danach klopft man mit der linken Innenhandfläche senkrecht von oben auf den Scheitel, mit dem Gedanken, dass leichte Schläge auf den Kopf das Denkvermögen erhöhen. Bitte beachten Sie, dass die Bewegung geradlinig und senkrecht von oben nach unten und umgekehrt ausgeführt wird.

Entscheidend ist nun der dritte Schritt: In der Kombination beider Bewegungen geht es darum, sich gleichzeitig auf den Kopf zu klopfen und den Bauch zu streicheln. Dabei müssen Sie vor allem darauf achten, dass Sie nicht versehentlich einen »Heiligenschein um den Kopf beschreiben« oder auf den Bauch klopfen; Sie müssen die rechte Hand auf dem Bauch kreisen lassen und die linke von oben nach unten bewegen.

Sollte diese Übung nach gewisser Zeit gelingen, kann man die Seiten wechseln. Ist der erste Teil der Übung gelungen, wird auch der zweite glücken – und meist in noch viel kürzerer Zeit, da die Koordinationsfähigkeit zunimmt.

Kreise ziehen

Diese Übung kann man sowohl im Sitzen wie im Stehen ausführen; anfangs wird sie jedoch im Stehen leichter fallen. Zunächst sucht man sich mit dem linken Fuß einen guten Stand, um das Gleichgewicht halten zu können. Dann beginnt man, den rechten Fuß knapp über und parallel zum Boden Richtung Uhrzeigersinn kreisen zu lassen. Wenn dies sicher und leicht klappt, kann man diese Übung beenden und mit der zweiten beginnen. Beschreiben Sie mit der rechten Hand parallel zum Boden kreisförmige Bewegungen, aber gegen den Uhrzeigersinn. Auch dies wird Ihnen auf Anhieb gelingen und ermöglicht den dritten Schritt, nämlich beide Bewegungen gleichzeitig auszuführen; Mit dem rechten Fuß im Uhrzeigersinn und mit der rechten Hand entgegengesetzt. Die anfängliche Verwirrung mag zunächst groß sein, aber die Schwierigkeit entspricht derjenigen, beide Seiten unseres Wesens zur Zusammenarbeit zu bringen.

So wie die linke Körperseite unserem weiblichen Wesensteil, die rechte dem männlichen zugeordnet wird, so lässt sich der Körperteil oberhalb der Gürtellinie dem männlichen Pol, und der unter der Gürtellinie dem weiblichen zuordnen. Diese Aufteilung ist dabei keine absolute, sondern folgt dem archetypischen Symbol des Taiji-Zeichens, wo im männlichen weißen Yang-Feld der schwarze Punkt des weiblichen Yin liegt und umgekehrt im schwarzen Yin-Feld der weiße Yang-Punkt. Entsprechend liegt auf der rechten männlichen Körperseite die archetypisch weibliche rechte Gehirnhälfte und auf der linken weiblichen Körperseite die archetypisch männliche linke Hirnseite.

Ähnlich finden wir im oberen männlichen Körperbereich die weiblichen Brüste und unterhalb der Gürtellinie im weiblichen Bereich das männliche Glied.

Je mehr es Ihnen auf dieser spielerischen Ebene gelingen mag, die verschiedenen Übungen miteinander zu kombinieren, so leicht wird es Ihnen gelingen, die verschiedenen Ebenen unseres Wesens zusammenzuführen. Wesentlich leichter wird es Ihnen auch bei anspruchsvolleren Angelegenheiten gelingen, den aktiven männlichen »Macherpol« unseres Wesens mit dem passiven weiblichen »Empfindungspol« zusammenzubringen.

Wenn Ihnen dieser Teil der Übung glückt, können noch die Richtungen ausgetauscht werden.

Wechselt man nun generell die Körperseite und lässt die linke Seite üben, wird sie schneller begreifen, was die rechte schon gelernt hat. Es gibt im Körper einen deutlichen Erfahrungstransfer zwischen beiden Seiten. Wie bereits die erste Übung der zweiten den Boden bereitet hat, werden die beiden ersten das Bewältigen der dritten fördern, einfach, weil die Koordinationsfähigkeit deutlich zunimmt, und der Organismus mehr und mehr die Fähigkeit erhält, alte Bahnen körperlicher Bewegungsmuster zu verlassen.

Was im physischen Bereich gelingen mag, überträgt sich auch auf den geistig-seelischen, da in unserem gesamten Organismus alles mit einander zusammenhängt; nicht nur auf den Mikrokosmos unseres Körpers, sondern auch auf den Makrokosmos unserer Welt und letztlich auf das ganze Universum bezogen.

Klick-Klack

Nun können Sie sich an eine schwierige Koordinationsübung heran-
wagen: Man stellt beide Füße parallel nebeneinander und mit geschlossenen Beinen und lässt zunächst die linke Körperseite ruhen,
während sich die rechte Hand über den Kopf steil nach oben hebt.
Diese Position bezeichnet man als *Klick*. Nun führen Sie den Arm im
Halbkreis herunter an die Hosennaht; dieser Endpunkt heißt *Klack*.
Nachdem dieser *Klick-Klack-Rhythmus* einige Male durchgespielt
wurde, lassen Sie die rechte Seite ruhen und widmen sich der linken
mit einer etwas anspruchsvolleren Übung.
Wieder wird die Position der senkrecht über den Kopf erhobenen Hand
mit *Klick* bezeichnet. Anschließend wird der Arm wieder im Halbkreis
gesenkt, verharrt jedoch bereits bei 90 Grad, also in der Horizontalen.
Für die linke Seite heißt diese Position bei seitlich ausgestrecktem Arm
nun *Klack*. Die anschließende Bewegung führt ganz hinunter zur Hosennaht, die wieder mit *Klick* bezeichnet wird. Auf der linken Seite sind
demnach drei Stationen im Wechsel zu durchlaufen, wobei oben und
unten *Klick* und in der Mitte *Klack* angesagt wird. Der Versuch, die beiden Seiten zu dem gemeinsamen Rhythmus *Klick-Klack-Klick-Klack-
Klick-Klack* etc. zu koordinieren, wird anfangs verwirrend sein. Führen
Sie diese Übung zunächst langsam oder mit dem Versuch aus, beide
Seiten gleichsam automatisch ihr jeweiliges Programm abspulen zu lassen. Sicher ist jedenfalls, dass nach dem anfänglichen Gefühl des Un-
möglichen es doch den meisten mit ein bisschen Übung gelingen wird.
Das Ergebnis ist verblüffend und überraschend.
Auch hierbei lässt sich das Spiel durch Programmtausch der Körper-
seiten noch erweitern, und wieder werden Sie sehen, dass Sie nach
dem Wechsel nicht wieder bei null beginnen müssen, sondern sich
die Koordination zunehmend verbessert.
Obwohl diese Übungen nur wenige Minuten kosten, erzielen sie einen erstaunlichen Effekt. Besonders zu empfehlen sind sie vor wichtigen Ereignissen, in denen Koordination im physischen und psychi-

schen Bereich bedeutend ist: Vor einer längeren Fahrradtour sind sie gleichermaßen relevant wie die Dehnungen danach, die die durch die Anstrengung verkürzten Muskeln wieder in die Ausgangsposition bringen.

Andererseits können diese Übungen auch vor wichtigen Sitzungen und geistigen Herausforderungen hilfreich sein, um das eigene Wesen dazu zu bringen, koordiniert zu arbeiten.

Flugzeugversion mit Dreieck und Kreis

Während die bisherigen Übungen mehr Platz für die Ausführung erforderten, kann die *Flugzeugversion* bereits auf kleinstem Raum äußerst effektiv ausgeübt werden. Während die linke Hand ein Dreieck in die Luft zeichnet, malt die rechte einen Kreis. Es ist erstaunlich, welche phantastischen Gebilde sich daraus ergeben, bevor erkennbare Kreise und Dreiecke sichtbar werden. Diese Übung ist beliebig variierbar, denn darin liegt ihr tieferer Sinn, der der ganzen Übungsserie. Sie können nicht nur die Muster auf beiden Seiten tauschen, sondern auch weitere Muster anzeigen: Vierecke können mit Fünfecken koordiniert werden, Rauten mit normal stehenden; liegende mit stehenden Achterschleifen; der Phantasie sind keine Grenzen gesetzt.

Der tiefere Sinn dieser Übungen ist, sich neue Herausforderungen auszudenken und sie zu bewältigen. Nicht es zu können ist der Witz, wie wir es sonst gewöhnt sind, sondern das Durchbrechen von Routine, alten Mustern und Einschränkungen, um neue Bahnen im Gehirn »frei zu schalten«.

Insofern liegt der eigentliche Gewinn, der Zuwachs an Koordination, Flexibilität und Intelligenz, in der Übungsphase, die schwer fällt und herausfordert. Das häufige Wiederholen von wenigen gut gelernten Übungen bringt dagegen wenig.

Mit der Zeit liegt es als nahe, verschiedene Übungen zu variieren und zu kombinieren, neue zu erfinden und eigene herausfordernde Wege zu gehen. So ließen sich etwa Übungen der Bewusstseinsgymnastik mit dem Laufen kombinieren – auf dem Laufband, aber auch draußen in der Natur. Wer »Klick-Klackend« durch den Wald läuft und dabei bewusst atmet, hat noch mehr davon.

Kreativität ist auch eine andere Form der Intelligenz, die sich nicht nur im Lösen von Problemen erweist, sondern auch im Erfinden neuer Phantasien.

Neben dem IQ wird inzwischen auch die emotionale Intelligenz mittels EQ bestimmt, und wer Gefallen an diesem Spiel hat, kann mit obigen Übungen den Zuwachs seiner Körperintelligenz messen und vor allem auch trainieren.

Ernährung

Was müssen Sie wissen?

Die Grundlagen

Wenn wir heute von Diät sprechen, denken wir ans Abnehmen. Und sehen damit nur einen Teilbereich. Das Wort *Diät* geht auf das Griechische *díaita* zurück, was so viel wie *Lebensart, geregelte Lebensweise* und *Lebenseinteilung* bedeutete.

Die Diätetik, also die Ernährungslehre, war eine sehr frühe, wenn nicht sogar die früheste Disziplin der Medizin. Denn wohl schon von Anfang an war den Menschen der Zusammenhang zwischen Nahrung und Wohlbefinden klar. Sie spürten, dass minderwertige Kost sie schwächte und krank werden ließ. So dürfte die Sorge um gute Nahrung so alt sein wie die Menschheit selbst. Ganz abgesehen davon, dass das Hungergefühl eine der Urempfindungen des Menschen ist und früher – in Zeiten des Mangels – eine viel beherrschendere Rolle im Leben der Menschen gespielt haben dürfte.

Die erfolgreiche Bekämpfung des Hungerns ist wohl auch, zusammen mit der wachsenden Hygiene, der entscheidende Grund dafür, dass wir immer älter werden. Allerdings schlägt das Pendel vom Hungern heute weit in den Gegenpol zur Über- und Fehlernährung aus und wird nun zum Lebenszeit begrenzenden Faktor. Dabei ist es so einfach, sich gesund zu ernähren.

Artgerechte Ernährung

Beim Essen wird vielleicht am deutlichsten klar, dass wir uns in biologischer Hinsicht noch nicht so sehr weit vom Tierreich fortentwickelt haben. Von Tieren, die in ihrer natürlichen Umwelt aufwachsen, können wir im Hinblick auf sinnvolle Ernährung einiges lernen. »Sich zu ernähren wie ein Schwein« wäre für viele Menschen tatsächlich ein ziemlicher Fortschritt, der die Lebensqualität drastisch erhöhen würde. Zu denken wäre dabei allerdings an ein Wildschwein. Es schnüffelt an allem, bevor es davon frisst. Würden wir das konsequent nachmachen, könnten wir die meisten Supermarktprodukte gar nicht essen. Entweder sie schmecken nach gar nichts oder nach künstlichen Aromen. In sehr frühen Zeiten verließen sich auch die Menschen auf ihren guten Riecher, auf den immer noch unser enorm großes Riechhirn hinweist. Es gäbe gute Gründe, dem Riechhirn auch heute wieder mehr zu vertrauen.

In ihrem Verdauungstrakt sind sich Schweine und Menschen ziemlich ähnlich. Das Wildschwein ist zwar ein Allesfresser, ernährt sich aber doch weitgehend vegetarisch. Wenn es zwischen Wurzeln, Knollen und Eicheln auch einmal einen Käfer entdeckt, wird es ihn nicht verschmähen. Ähnlich dürfen wir beim Obst auch ruhig einmal einen Wurm mitessen. Üppige Fleischportionen aber, die Gemüse und Getreide zu Beilagen herabstufen, sind auch für uns nicht gut. Vegetarier sind nachweislich gesünder und viel weniger krebsgefährdet als ihre Fleisch verzehrenden Mitmenschen. Zu essen wie ein Wildschwein, wäre für uns also gar nicht schlecht und auch nicht das Einzige, was wir von unseren tierischen Verwandten lernen könnten.

Wildtiere – mit Ausnahme einiger Winterschläfer – kennen zum Beispiel gar kein Übergewicht. Offenbar können sie besser einschätzen, was ihnen bekommt und sie wissen auch, wann einmal gar nichts besser ist. Im Krankheitsfall verzichten sie manchmal für lange Zeit auf Nahrung, so dass alle Körperkräfte der Regeneration zufließen können. Mit bewusstem Fasten haben sich einige Menschen erst allmählich wieder zu diesem sinnvollen Verhaltensmuster zurück- beziehungsweise emporentwickelt. Während fast alle Tiere diese einfache und bewährte »Diätmaßnahme« pflegen, schaffen diesen Schritt immer noch vergleichsweise wenige Menschen.

Vegetarismus oder Fleischkonsum – diese Entscheidung muss und soll jeder für sich selbst treffen; kommt es doch auch auf die ganz persönliche Situation und das soziale Umfeld an. Sicherlich ist Fleischkonsum auch nicht an sich schlecht, für Tiger und Löwen etwa ist er einfach konkurrenzlos zu empfehlen. Vom medizinischen Standpunkt aus spricht beim Menschen allerdings vieles für eine überwiegend vegetarische Vollwerternährung, ergänzt durch etwas Fisch und Fleisch ein- bis zweimal die Woche. So hat unser Gebiss zum Beispiel mehr Mahlzähne als Schneide- und Eckzähne. Wäre es unsere Bestimmung, uns wie Raubtiere zu ernähren, hätten wir auch deren Reißzahn-Gebiss. Unseres weist uns dagegen mit seinen mahlenden Mühlenzähnen (lat. Mola(ren) = Mühle) als überwiegenden Pflanzen- und Körneresser aus.

Dafür spricht auch unser Darm, der zu lang für einen Fleischfresser ist. Setzt man die Körperlänge ins Verhältnis zur Darmlänge, so rangieren wir weit näher bei den Pflanzenfressern als bei den Raubtieren. Bis in die jüngste Zeit war dann auch Fleisch etwas Besonderes auf dem Speisezettel.

Noch bis ins letzte Jahrhundert galt Fleisch – vor allem auf dem Land – als ausgesprochenes Festtagsgericht, das während der Woche kaum serviert wurde. Umso mehr freute man sich auf den Sonntagsbraten. Mit steigendem Wohlstand konnten wir es uns dann leisten, jeden Tag ernährungsmäßig zu einem Festtag zu machen. Was allerdings nicht jedem bekommt: Das große Heer der Rheumatiker und Gichtpatienten in den Industrienationen beweist es auf schmerzliche Art. Überhaupt haben sich unsere Ernährungsgewohnheiten in den vergangenen Jahrzehnten deutlich geändert; am Fleischkonsum wird das lediglich am deutlichsten.

Er stieg nämlich vom Ende der fünfziger bis Ende der achtziger Jahre des letzten Jahrhunderst um 90 Prozent, nachdem er bereits über die Jahrhunderte kontinuierlich angestiegen war. Gleichzeitig ist in den vergangenen drei Jahrzehnten der Anteil der ballaststoffreichen Kost um 30 Prozent zurückgegangen. Dafür stieg der von Fett um zehn Prozent, der von Süßigkeiten um 30 und der von Obst, vor allem Zitrusfrüchten, um fast 80 Prozent. Dass wir mehr Zitrusfrüchte essen, könnte man auf den ersten Blick als positiven Trend sehen. Allerdings wird sich später unter dem Aspekt der thermischen Auswirkungen der Lebensmittel zeigen, dass das nicht immer so sein muss.

Wenn wir vom Essen reden, geht es nicht nur darum, was wir essen, sondern auch warum wir dies oder jenes bevorzugen. Und da gehen die Diskussionen oft in viel weitere Bereiche. So haben Vegetarier manchmal ein schlechtes Image in der Bevölkerung, auch wenn ihnen viele Untersuchungen ihren biologisch durchaus gesunden Ernährungsstil bestätigen. Das liegt zum einen sicher am Unbehagen vieler Menschen vor einem Umdenken, teilweise aber auch an der überzogenen Selbstdarstellung mancher Vegetarier, die sich gern nicht nur als die gesünderen, sondern auch als die besseren Menschen sehen.

Schließlich kommen zu den recht eindeutigen gesundheitlichen Argumenten für ein fleischreduziertes Leben auch ethische Erwägungen hinzu. Immerhin waren viele Heilige, allen voran Franz von Assisi, Vegetarier, auch wenn er seine Jahre als Lebemann und Genießer hatte. Würden wir noch verbunden mit der Natur leben, hätten wir sicher ein anderes Verhältnis zum Tier und Fleisch hätte einen ganz anderen Stellenwert bei uns. Wer öfter in die großen braunen Augen eines Kälbchens schaut, wird sein Fleisch anders bewerten als jener, der es nur in Scheibenform kennt. Wer Enten- und Gänsefamilien im Teich vor seinem Haus schwimmen sieht, isst auch – wenn überhaupt – den Braten bewusster. Eine Entscheidungshilfe für unentschlossene Menschen ist es, nur das zu essen, was sie von Anfang bis Ende zubereiten können. Wer ein Huhn geköpft, gerupft und ausgenommen hat, wird sich viel bewusster entscheiden; wer industriell gefertigte Fischstäbchen oder Chicken-Nuggets isst, verliert eher den Bezug. Allerdings sollten wir uns trotz vieler Emotionen und Tierliebe davor hüten, andere Menschen nach ihren Ernährungsgewohnheiten zu bewerten, denn die muss jeder für sich selbst finden und vertreten können. Erfahrungsgemäß wird nicht fanatisches Beschimpfen Andersdenkender und -essender etwas ändern, sondern nur das eigene Beispiel. Wer sich wohl fühlt in seinem gesund ernährten Körper, der sieht auch gut aus und strahlt Zufriedenheit aus. Und damit kann man sicher am besten Werbung machen für die eigene Kost.

Was können Sie tun?

Die drei Hauptbestandteile unserer Nahrung

Kohlenhydrate, Fette, Eiweiß – in der westlichen Ernährungslehre zählten schon immer diese drei Hauptbestandteile zu unserer Nahrung. Früher interessierte man sich allerdings vor allem für deren Brennwert. In Zeiten des Mangels, um auszurechnen, wie viel Kalorien ein Mensch zum Überleben braucht; in Zeiten des Überflusses, um anzugeben, mit wie wenig Kalorien man abnehmen wird. Ob diese Ration nun aus Brot, Dosenfleisch oder aus Schokolade bestand, galt als ziemlich belanglos. Heute wissen wir, dass es durchaus wichtig ist, wie wir unsere Kalorienmenge abdecken:
Inzwischen gibt es Empfehlungen, wie unser Speisezettel aussehen sollte. Die Schulmedizin geht davon aus, dass sich die aufgenommene Kalorienmenge wie folgt zusammensetzen sollte:

- Kohlenhydrate etwa 50 bis 60 Prozent
- Fette etwa 20 bis 25 Prozent
- Proteine etwa 20 bis 25 Prozent

Wenn wir unseren Darm und unser Gebiss betrachten, dann scheint diese Aufteilung zu uns zu passen. Sie wird heute auch mit leichten Abweichungen von den meisten Ernährungsschulen akzeptiert. Manchen mag der Fettanteil von 20 bis 25 Prozent hoch erscheinen. Aber wenn man bedenkt, dass er derzeit in der gutbürgerlichen deutsch-österreichischen Küche zwischen 40 bis 60 Prozent liegt, wird das Problem deutlich. Dabei macht nicht der sichtbare Speckrand den Löwenanteil aus, sondern vielmehr der große Anteil an so genannten versteckten Fetten.

Der steckt zum Beispiel im Ketchup, in legierten Saucen, Wurst, Frittiertem und Mehlspeisen. Ja sogar bei Süßigkeiten ist der Anteil an nicht sichtbaren Fetten enorm.

Der weitaus größte Teil einer gedachten Ernährungspyramide sollte von Obst und Gemüse in roher, gedämpfter und gekochter Form eingenommen werden. Hinzu kommen verschiedene Getreidesorten und das, was man daraus macht. Wesentlich weniger Platz ist schon für Fisch und Fleisch sowie Milch und alle daraus entstehenden Produkte wie Käse reserviert. In der Spitze findet sich ein Freiraum, den Sie mit ruhigem Gewissen mit all dem ausfüllen können, was in der Pyramide fehlt, Ihnen aber schmeckt. Gesunde Ernährung heißt nicht Verzicht auf wohlschmeckende »Lieblingsspeisen«, wohl aber ihre Einordnung in eine stimmige Gesamtbilanz!

Vergleicht man die Pyramide mit dem, was der durchschnittliche Deutsche isst, wird klar, dass dies weit vom Sollwert abweicht. Aus Gründen des Geschmacks und der Gewohnheit haben wir das Schwergewicht deutlich zu Gunsten von Fett und Eiweiß verschoben. Viele haben die Pyramide sogar umgedreht und auf den Kopf gestellt. Überholte Ansichten, dass »nur Fleisch viel Kraft gibt« führen nicht selten auf den Holzweg. Zu bedenken ist auch die verschiedene Verarbeitung: 100 Gramm Pellkartoffeln enthalten nicht einmal ein halbes Gramm Fett, wohingegen 100 Gramm Kartoffelchips bereits um die 40 Gramm Fett enthalten.

Jede Hochkultur seit ca. 10 000 vor unserer Zeitrechnung hatte ihren Nahrungsschwerpunkt auf einer Getreidesorte. In Ägypten war es der Weizen, in Asien der Reis, in Südamerika der Mais, bei den Germanen der Hafer. Das (Voll-)Getreide wurde im ganzen Korn, in gequetschter, geschroteter oder gemahlener Form roh, gekocht oder gebacken zur täglichen Nahrungsgrundlage. Gemischt mit Gemüse, Nüssen oder Früchten entstand so eine (bio-)logisch sinnvolle Basiskost, an der wir uns durchaus orientieren könnten.

Der moderne Mensch und sein Dilemma

Diese Aufteilung der Nahrung mit einem hohen Kohlenhydratanteil setzt allerdings voraus, dass diese Kohlenhydrate auch verbraucht beziehungsweise verbrannt werden. Das wiederum macht viel stimmige Bewegung notwendig, wie im vorangegangenen Kapitel beschrieben. Wer sich nicht mehr ausreichend bewegt und zur so genannten *Couch-Potatoe* degeneriert, wird auf diese Art nicht nur insgesamt zu viel Nahrung aufnehmen, sondern auch zu viele Kohlenhydrate, die – besonders in der raffinierten Form – durchaus zu Übergewicht und letztlich sogar zu Erkrankungen wie Diabetes Typ II führen können.

Aus diesem Dilemma gibt es keinen guten Ausweg, außer die Rückkehr zu ausreichender Bewegung. Ein Ausweichen auf mehr Eiweiß und Fett ist keine Lösung, wie die dann aus dieser Richtung drohenden Gefahren zeigen. Wer sich heute folglich artgerecht und gesund ernähren will, muss sich ebenfalls artgerecht bewegen. In der Geschichte war es auch immer so, dass entsprechende Bewegung und Aktivität dem Essen vorausgingen; das scheint sich unserem Erbgut über Jahrmillionen eingeprägt zu haben. Wir müssen also Ernährung und Bewegung immer zusammen sehen – oder in moderneren Worten ausgedrückt – darauf achten, dass *Input* und *Output* in einem stimmigen Verhältnis zueinander stehen.

Betrachten wir nun die drei Hauptbestandteile unserer Nahrung im Einzelnen.

Kohlenhydrate

Kohlenhydrate lassen sich in zwei große Gruppen einteilen: die kurz-kettigen und die langkettigen Zucker.

Hierher gehören alle Getreideprodukte wie Brot, Reis, Nudeln, aber auch Kartoffeln und Mehlspeisen, Torten, Zucker, Schokolade, jene Süßigkeiten also, die rasch Energie freisetzen. Je kurzkettiger die Zu-ckermoleküle sind, desto schneller steht die Energie zur Verfügung. Der rasche Blutzuckeranstieg durch kurzkettige raffinierte Zucker ist es aber auch, der uns dick macht.

Unsere Hauptenergiequelle sollten dagegen möglichst naturbelasse-ne Kohlenhydrate sein, die vom Organismus schwerer aufzuschlie-ßen sind und daher längere Zeit brauchen, bis sie als Zucker ins Blut gelangen. So werden rasche Blutzuckeranstiege vermieden. In der Sprache der Diätfans wären das Kohlenhydrate mit einem niedrigen *glykämischen Index*. Sie verhindern ganz nebenbei auch die Ten-denz zum Diabetes II, der aufgrund von viel zu viel raffinierten Koh-lenhydraten rasant ansteigt.

Leider wird das immer noch zu selten beachtet. Es ist äußerst be-denklich, dass die genossenen Kohlenhydrate zum überwiegenden Teil denaturiert sind. Und das wirkt sich auf unsere Gesundheit und vorher schon auf unsere Leistungsfähigkeit aus.

Das volle Korn bietet viele gesundheitliche Vorteile, aber Vollkornmeh-le sind nur begrenzt haltbar, weil die im Keim enthaltenen, hochunge-sättigten Fettsäuren oxidieren, das Mehl also schnell ranzig wird. Die Nahrungsmittelindustrie begann daraufhin, Mehl zu »raffinieren«. Da-durch wird es zwar robuster und haltbarer, aber auch biologisch wert-loser. Deshalb ist es wichtig, unsere Ernährung umzustellen.

Die Rückkehr zur Vollwertigkeit kann auch durchaus wohlschme-ckend sein. Zwar hat der massive Einsatz von künstlichen Aromas-toffen zu einer Vergröberung und Abstumpfung des Geschmacks geführt, aber ein wirklicher Feinschmecker wird den künstlichen Erd-beeraromastoffen noch immer frische Erdbeeren vorziehen.

Vor allem, wenn er sich bewusst macht, dass der überwiegende Teil des von der Nahrungsmittelindustrie benötigten Erdbeergeschmacks von Aromastoffen stammt, die durch spezielle Behandlung einer australischen Holzart gewonnen werden. Und da Holz ein echter Stoff aus der Natur ist, darf die Industrie dann beispielsweise auf den Fruchtjogurtbecher schreiben: »Mit naturechten Aromastoffen angereichert.« Die Hersteller haben Glück, dass die meisten Konsumenten gar nicht wissen, was sie essen.

Der gute Geschmack ist allerdings ein hervorragendes Mittel, doch mehr gesunde Lebensmittel auf unseren Speisezettel zu bekommen. Dass sich – auf Seminaren – selbst hartnäckige Anhänger von Weißbrot, weißen Nudeln und poliertem Reis von der mediterranen Küche mit viel frischem Gemüse und knackigem Salat zu einem besseren Leben verführen lassen, lässt hoffen. Damit eine Umstellung gelingt, sollten wir uns hüten, alle Auszugsprodukte abrupt zu streichen. Auf Kosten von Geschmack und dem damit verbundenen Genuss am Essen sollte der Wechsel natürlich nicht vollzogen werden. Ein Problem stellen auch Fertiggerichte dar. Sie sind zwar kurzfristig gesehen praktisch und billig, aber auf Dauer auch ungesund und schädlich, enthalten sie doch kaum noch Vitalstoffe und meist jede Menge verstecktes minderwertiges Fett. Mit Fett schmackhaft zu kochen, ist kein Problem, ohne Fett zu kochen, ist dagegen eine Kunst. Besser und gesünder wäre es, in bestimmten Situationen lieber gar nicht als falsch zu essen. Wer regelmäßig fastet, ist damit herrlich unabhängig.

Viele Menschen, die sich falsch ernähren, setzen auf Nahrungsergänzungsstoffe. Sie möchten weiterhin (ungesund) essen, aber damit keine Nachteile für ihren Körper in Kauf nehmen. Das ist nicht nur teuer, sondern auch der falsche Weg. Bei einer gesunden vollwertigen Ernährung bekommt der Körper genug Hilfen, um sich gegen Umweltgifte zu wehren. Wer allerdings minderwertiges Obst isst, kann heute nicht mehr damit rechnen, genug Vitamin C zu erhalten; wer raffinierte und gehärtete Fette verwendet, bekommt zu wenig Vitamin E, und auch Selen ist nur in naturbelassener Nahrung ausreichend zu haben.

Aber es ist sinnvoller, weil wirksamer und viel billiger, sie mit Tausenden anderer Vitalstoffe aus einer frischen vollwertigen Nahrung als aus der Apotheke oder über irgendwelche Strukturvertriebe zu beziehen.

Fette

Fette können tierischer und pflanzlicher Art sein. Sie bestehen chemisch aus einem dreiwertigen Alkohol, dem Glycerin, und drei höheren Fettsäuren, den so genannten Triglyceriden. Ihre Energie ist ergiebig und hält lange vor. Fette haben einen doppelt so hohen Brennwert wie Kohlenhydrate und Proteine. Wenn die große Energiemenge, die sie dem Körper zuführen, nicht verbraucht wird, lagert sie sich in ungeliebten Energiedepots als Fettpolster im Körper ab. Trotzdem ist das Fett besser als sein Ruf, beziehungsweise Fett ist nicht gleich Fett. Unser Organismus braucht je nach Geschlecht und Konstitution zwischen 20 und 30 Prozent Fett zur Isolierung und Einbettung der inneren Organe. Die Hälfte des Körperfettes wird direkt unter der Haut gebraucht, vor allem, um uns vor Temperaturschwankungen zu schützen. Aber auch für die Verdauung ist Fett wichtig, denn die so genannten fettlöslichen Vitamine könnten sonst gar nicht aufgenommen werden. Deshalb gehört zum Beispiel etwas Sahne an den Karottensaft, damit wir vom wertvollen Provitamin A aus der Karotte profitieren können.

Heute haben Fette von den drei Nahrungsbestandteilen mit Abstand den schlechtesten Ruf. Früher war das genau umgekehrt. Wenn die Steinzeitjäger weit weg von ihrer Höhle ein Mammut erlegt hatten, ließen sie oft das Muskelfleisch zurück, um nur das für sie ungleich wertvollere Fett mitzunehmen. Ihnen ging es vor allem um den Brennwert ihrer Beute. Mit Fett konnten sie nicht nur ihre Höhle erleuchten, sondern auch den eigenen Stoffwechsel anheizen. Und sie haben wohl bemerkt, dass der anstrengende Transport des Muskelfleisches schon fast die Energie auffraß, die der Verzehr ihnen eigentlich bringen sollte.

Das Fett ist vor allem deshalb so in Verruf gekommen, weil wir mit steigendem Wohlstand nicht mehr nur an Fest- oder Sonntagen einen fetten Braten essen, sondern viel zu viel und viel zu oft tierisches Fett zu uns nehmen. Von der Hitze beim Braten und Kochen werden obendrein noch viele der ungesättigten Fettsäuren zerstört. Wir könnten heute gut auf zu viel minderwertiges und inzwischen auch undefinierbares Fett verzichten, das sich in vielen Lebensmitteln und Fertiggerichten versteckt. Für unsere Ernährung sind die essentiellen Fettsäuren wichtig. Wertvoll und für unsere Gesundheit unverzichtbar sind hochwertige pflanzliche Fette, die reich an ungesättigten (essentiellen) Fettsäuren wie Linol- und Linolensäure sind, wie etwa die Öle aus Sonnenblumenkernen, Mais, Disteln oder Weizen. Aber auch die Butter als tierisches Fett hat ihre Berechtigung auf unserem Speisezettel und ist der Margarine vorzuziehen, weil diese bei ihrer Herstellung in der Regel drastisch erhitzt wird, so dass ihre ehedem ungesättigten Fettsäuren meist gesättigt sind, bis sie im Verkaufsbehältnis ankommen. Das macht die Butter wertvoller – und den meisten Menschen schmeckt sie auch besser. Wir sollten allerdings nicht so weit gehen, dass wir nur noch ungesättigte Fette zu uns nehmen. Wie immer sind auch hier alle Extreme schlecht, denn wir brauchen auch einfach ungesättigte und sogar gesättigte Fettsäuren.

Besonders wichtig wäre für uns heute, auf ein ausgewogenes Verhältnis der so genannten Omega-6- und Omega-3-Fettsäuren zu achten.

Dieses Verhältnis (2 bis 3 zu 1) findet sich in idealer Weise zum Beispiel in Nüssen, aber auch im Wildfleisch. Die bewusste Ernährung mit hochungesättigten Ölen führt heute zu einem erheblichen Überschuss an der Omega-6- und einem Mangel an der 3-er-Variante.

Der Geschmack ist eine nicht zu unterschätzende Komponente bei der Ernährung. Er sollte zwar nicht allein bestimmen, was auf den

Teller kommt, aber auch nicht außer Acht gelassen werden. Dass Olivenöl weniger hochungesättigte Fettsäuren enthält als Leinöl, ist eine Tatsache, dass es aber zum Mozzarella-Käse einfach viel besser schmeckt auch. Am besten, man kauft es kalt gepresst, dann kann man es mit gutem Gewissen genießen.

Ein heikles Kapitel beim Thema Fett ist das Cholesterin, das – meiner schon vor Jahren in »Verdauungsprobleme«[4] dargelegten Meinung nach – zu Unrecht verteufelt wird. Hohes Cholesterin ist zwar ein schlechtes Zeichen für die Gesamtsituation des Organismus, aber die Bekämpfung eines Symptoms ist ungeschickt und in diesem Fall auch ungesund. Cholesterin ist Bestandteil unserer Nervenscheiden, der Zellmembran, die Basis unserer Geschlechtshormone und der Gallensäuren, ohne die es keine Fettverdauung gäbe. Außerdem ist es eines der wichtigsten Reparaturmaterialien des Körpers. Deshalb ist ein hoher Cholesterinwert auch ein schlechtes Zeichen, denn er spricht für eine Kampfsituation des Körpers. Doch dieses Reparaturmaterial sollte man dem Organismus nicht auch noch chemisch entreißen, das verschlechtert seine Lage nur noch weiter.

Die Fettproblematik

Gesättigte und ungesättigte Fettsäuren, tierisches und pflanzliches Fett, kalt gepresstes oder raffiniertes Öl – manchen verwirren allein schon die vielen Bezeichnungen. Der weitaus größte Fettanteil in der Nahrung kam seit Menschengedenken aus pflanzlichen Quellen wie Nüssen und Kernen und tierischen wie Butter, aber auch Fleisch. Die Herstellung von Öl und anderen Fettformen war schwierig, die Aufbewahrung ein noch viel größeres Problem.

Mit zunehmender Kultur wurde aus ölhaltigen Früchten wie Oliven, Sonnenblumenkernen oder Nüssen über eine rein mechanische Pres-

---

4 Ruediger Dahlke, Robert Hößl: Verdauungsprobleme, Knaur Verlag 2001

sung Öl gewonnen. Diese Art der Herstellung hatte den Nachteil, dass der Ertrag relativ gering war, aber den Vorteil, dass die hohe biologische Wertigkeit der Öle erhalten blieb. Die für uns Menschen essentiellen ungesättigten Fettsäuren werden durch diesen Pressvorgang nicht zerstört. Doch der geringe Ertrag und die schlechte Haltbarkeit führten auch dazu, es mit der Raffinierung des Öls zu versuchen. Dabei wird der Ölgehalt aus dem Presskuchen, der nach der mechanischen Pressung übrig bleibt, mit fettlöslichen Chemikalien herausgewaschen. Dieses Gemisch wird bei hohen Temperaturen wieder getrennt, danach gefiltert, gebleicht, gefärbt, mit Antioxidantien versetzt und wer weiß wie behandelt. So wird aus einem ursprünglich qualitativ hochwertigen und für unsere Gesundheit notwendigen Lebensmittel ein vitalstoffarmes Nahrungsmittel mit viel Füllwert, aber ohne Vollwert! Wir haben also ein ähnliches Ergebnis wie bei der Raffinierung der Kohlenhydrate.

Ungesättigte Fettsäuren, Vitaminkomplexe und viele andere Vitalstoffe werden durch die beschriebenen Prozeduren zerstört. Der Ertrag ist aber mit dieser Verarbeitungstechnik ungleich höher. Auf einen einfachen Nenner gebracht, kann wieder einmal festgestellt werden: »Wirtschaftlicher Vorteil ist gleich gesundheitlicher Nachteil.« Selbst wenn die Industrie das Ergebnis mit künstlich hergestellten Vitaminzusätzen wieder aufzubessern sucht, bleibt das Resultat fragwürdig.

Trotzdem brauchen wir Fette und Öle und dürfen sie nicht einfach – selbst bei Gewichtsproblemen – von unserem Speiseplan verbannen, denn sie stellen einen wertvollen Beitrag zu einer ausgewogenen Ernährung dar. Die Forderung, Fett zu reduzieren, bezieht sich vor allem auf versteckte minderwertige Fette in der Nahrung; wir müssen also viel mehr darauf achten, dass wir die richtigen Fette zu uns nehmen. Auf der sicheren Seite sind wir mit kaltgepressten pflanzlichen Ölen und Nüssen, aber auch naturbelassenem tierischen Fett wie etwa bei Butter und Wildfleisch.

Raffinierte Öle sind zu meiden. Beste Qualität garantieren die geschützten Bezeichnungen »Kaltgepresstes Öl« oder »kalte Erstpressung« oder im mediterranen Bereich »extra vergine«. Das Angebot ist vielfältig und reicht von Oliven-, Raps-, Nuss-, Sonnenblumen-, über Distel- bis hin zum Leinöl, dessen besondere Qualität in der Öl-Eiweiß-Diät der deutschen Fettspezialistin Johanna Budwig[5] eine Rolle spielt. Diese Öle sollten niemals »mitgekocht« werden, sondern, so wie in der mediterranen Küche, erst ganz zum Schluss in Suppen, Gemüse, Reis-, Nudel- oder Getreidegerichte sowie an Salate gegeben werden. Zum Glück stellen sich inzwischen auch schon viele Restaurants auf gesundheitsbewusste Gäste ein und nehmen für ihre Salate nicht mehr nur Billigöl, sondern gutes Olivenöl.

Eiweiß oder Protein

Während Kohlenhydrate und Fette sozusagen in Standardformen auftreten und bei allen Menschen und in allen Körpern identisch sind, sorgen die Proteine für unsere Individualität; sie stecken hinter unseren individuellen Körperformen. Da sie alle Grenzflächen aufbauen, sind sie zum Beispiel für unser typisches und einzigartiges Gesicht verantwortlich. Ebenso wie auch für die noch individuelleren Hautmuster, etwa die Fingerabdrücke. Ihr zum Teil sehr individueller Aufbau aus einzelnen Aminosäuren wird über den genetischen Code der DNS gesteuert, der für alle Lebewesen dieses Planeten identisch, aber eben auch in der Lage ist, die Individualität des Lebens zu sichern.

Eiweiß ist für die Selbsterhaltung des Organismus, den Zellstoffwechsel und die Zellerneuerung unverzichtbar. Es kann vom Körper in tierischer und pflanzlicher Form aufgenommen werden. Die Meinung, wonach tierisches Eiweiß für den Menschen höherwertig sei, ist inzwischen widerlegt und wird nur noch von wenigen Medizinern ver-

---

5 Johanna Budwig, Öl-Eiweiß-Kost, Sensei Verlag 2000

treten. Zwar gibt es so genannte essentielle Aminosäuren, die der Körper nicht selbst herstellen kann, aber auch diese lassen sich über eine ausgewogene pflanzliche Ernährung ausreichend aufnehmen. Aber warum hat das Eiweiß bei manchen Gesundheitsaposteln einen so schlechten Ruf? Im Leistungssport glaubte man früher fälschlicherweise, dass viel Muskeleiweiß viele Muskeln aufbaut. Das brachte zwar kurzfristig einige Erfolge, führte aber langfristig zu schweren Schäden. Vor allem Schwerathleten vertilgten oft wahre Fleischberge, bezahlten aber diese Kost schon als Dreißigjährige überdurchschnittlich häufig mit Krankheiten wie Rheuma, Gicht, Nierensteinen und vor allem Arteriosklerose. Gerade unter den Gewichthebern gab es erschreckende Beispiele von Menschen, die zwar für ihre sportliche Leistung mit Medaillen belohnt wurden, aber als körperliche Wracks endeten.

Da der Mensch – wie schon betont – biologisch gesehen Allesfresser ist, wäre für unsere Versorgung eine Mischung aus überwiegend pflanzlichem und in geringen Mengen auch tierischem Eiweiß zu empfehlen. Letzteres muss nicht unbedingt Fisch und Fleisch bedeuten, aber in kleineren Mengen spricht gesundheitlich nichts gegen diese beiden Eiweißquellen, sofern die Qualität in Ordnung ist. Aber natürlich enthalten auch Milchprodukte und Eier tierisches Eiweiß. Unter den pflanzlichen Quellen sind besonders die Hülsenfrüchte zu nennen, die relativ viel Eiweiß enthalten. In einer Kultur wie der indischen, die über Jahrtausende ausschließlich vegetarisch lebte, hatten Hülsenfrüchte von daher immer einen bedeutenden Stellenwert. Ihr hoher Eiweißanteil macht sie zur idealen Proteinquelle. Allerdings sollten wir sorgfältiges Kauen nicht vergessen, sonst bewahrheitet sich die alte Volksweisheit »Jedes Böhnchen macht sein Tönchen«. Linsen enthalten bei weniger als einem Prozent Fettanteil über 20 Prozent Eiweiß.

Aber auch Gemüse und besonders Getreide wie Reis, Hirse, Weizen, Grünkern, Hafer und Mais enthalten, wenn auch nicht viele, so doch hochwertige Proteine; sie haben in der Vergangenheit ganze Kulturen gut genährt. Wenn wir heute von Eiweißproblemen sprechen, meinen wir also viel eher Fleischprobleme. Zu viel pflanzliches Eiweiß kann man nur schwerlich essen, bei tierischem Eiweiß ist man dagegen schnell über der vertretbaren Grenze, vor allem auch wegen der erschreckenden Qualität. Eiweiß belastet den Organismus schon deshalb, weil er Kohlenhydrate und Fette bis zu den Grundstoffen Wasser und Kohlendioxid verbrennen kann, während Eiweiß sich nur bis zum viel größeren Harnstoffmolekül abbauen lässt, dessen Entsorgung eine einwandfreie Nierenfunktion voraussetzt.

Die Eiweißfrage

Die »Eiweißmast« durch übermäßigen Fleischkonsum birgt aber noch eine andere Gefahr: Schließlich ist das, was die Schulmedizin als Rheumafaktor bestimmt, wohl nicht zufällig ein Protein. Perioden, in denen kein oder kaum Fleisch zur Verfügung stand, zeichnen sich durch einen sofortigen und drastischen Rückgang von Gicht und Rheuma aus, wie etwa die Nachkriegszeit in Europa.

Doch auch hier darf man das Kind nicht mit dem Bade ausschütten und eine eiweißfreie Ernährung zum Ideal erheben. Zu einer gesunden Ernährung gehört Eiweiß einfach zwingend dazu. Wenn es uns gelingt, das Schnitzel zur Beilage und das Gemüse zum Hauptbestandteil unseres Essens zu machen, dann sind wir schon einen großen Schritt weiter auf dem Weg zu einer gesunden Ernährung.

Durch übertriebenen Eiweißkonsum auf der Basis von minderwertigem Fleisch haben wir heute mit vielen Verschlackungsproblemen zu kämpfen. Professor Lothar Wendt geht nach ausgiebigen Forschungen davon aus, dass ein direkter Zusammenhang zwischen dem Eiweißüberschuss in unserer Nahrung und den meisten Zivilisationskrankheiten besteht.[6] Neben den schon erwähnten rheumatischen Beschwerden spielt der Eiweißüberfluss wohl auch bei der

---

6 Lothar Wendt, Krankheiten verminderter Kapillarpermeabilität, K. F. Haug 1985

Arteriosklerose eine wesentliche Rolle, und unter der leiden in den westlichen Industrienationen oft schon Jugendliche. Der erste Schritt in Richtung Gefäßverkalkung beginnt nämlich nicht mit der Einlagerung von Kalk, sondern von Eiweißbausteinen, dann erst von Fetten, wie dem zu Unrecht so gescholtenen Cholesterin[7], und schließlich von Kalk.

Wer sich von Fleisch ernährt, sollte – wie bei Kohlenhydraten und Fett – nur qualitativ hochwertige, biologische Produkte kaufen. Doch das ist gar nicht so einfach. Jäger können sehr anschaulich erklären, warum es so wichtig ist, das Tier mit dem berühmten ersten Blattschuss zu töten. Wenn es nämlich erst langsam nach einem viel späteren Fangschuss verendet, schmeckt es deutlich schlechter. Fleisch von angeschossenen, flüchtigen Tieren, die über lange Zeit verfolgt wurden, ist zum Essen überhaupt nicht mehr geeignet. Wie kann da das Fleisch noch schmecken, das in der routinierten Tötungsmaschinerie moderner Schlachthöfe produziert wird? Wenn man dann noch weiß, dass die Tiere oft zahlreiche Kilometer durch die Lande gefahren worden sind, bis sie endlich am Schlachtort eintreffen, kann man sich vorstellen, welchen Stress diese Kreaturen hinter sich haben. In Todesangst schütten sie vermehrt Stresshormone aus, die die Qualität des Fleisches erheblich herabsetzen. Dass Nutztiere auch artgerecht gehalten, ernährt und schließlich geschlachtet werden können, beweisen Biobauern immer wieder aufs Neue, die ihren Kunden vollwertiges Fleisch liefern können. Allerdings müssten sie es heute auch auf dem Hof schlachten, was die EU verboten hat; zum Glück halten sich nicht alle Bauern daran. Auch Wildfleisch ist von den beschriebenen Problemen frei. Auf einem guten Weg ist schließlich auch der ehemalige Besitzer der Firma Hertha-Wurst, der in Glonn bei München ein Mustergut betreibt. In der nach ihm benannten *Schweissfurth-Stiftung* wachsen Tiere artgerecht in Freilandhaltung auf und werden schließlich rituell geschlachtet. Allerdings ist derart aufwendig »produzier-

7 Ruediger Dahlke / Robert Hößl, Verdauungsprobleme, Knaur Verlag 2001

tes« Fleisch natürlich deutlich teurer als die Massenware in den Supermärkten. Aber sollten wir uns nicht lieber seltener ein richtig gutes Stück Fleisch gönnen, als viel zu oft die minderwertige Ware?

Ein weiterer wichtiger Punkt ist auch die Frische des Fleisches. Aufgrund der Leichenstarre ist ganz frisches Fleisch nicht genießbar, sondern zäh wie Leder. Um Fleisch überhaupt verzehren zu können, muss sich die Leichenstarre zuerst auflösen, was nur durch Zersetzungsprozesse geschehen kann. Deshalb fragen wir beim Metzger, ob das Rindfleisch gut abgehangen ist. Ob jeder weiß, was dieses harmlose Wort »abgehangen« eigentlich heißt? Ganz einfach, es ist die Frage danach, ob die Verwesungsprozesse schon weit genug fortgeschritten sind. Bei zu wenig Zersetzung – die Wissenschaft spricht von *autolytischer Zersetzung* – ist das Fleisch ungenießbar, bei zu weit fortgeschrittenem Verwesungsprozess ist es dagegen »anrüchig«. Es geht also auch hier, wie so oft, um den richtigen Zeitpunkt. Aus dem beschriebenen Fäulnisaspekt heraus hat der schwedische Lebensreformer Are Waerland bereits in den 1950er Jahren zum völligen Verzicht von Fleisch aufgerufen, und eines seiner Bücher hieß dann auch »Warum ich weder Fleisch, Fisch oder Ei esse«. Allerdings haben sich die Menschen in ihrer Geschichte daran gewöhnt, Aas zu essen. Wer seine Verdauung entsprechend trainiert, kann es auch weiter tun, wie man auf afrikanischen Märkten sieht, wo das verkaufte Fleisch oft schon wieder lebendig wird.

Wer das alles weiß und trotzdem nicht auf Fleischkonsum verzichten will oder kann, der sollte auch und gerade bei Fleisch auf Qualität achten. Es lohnt sich, seinen Braten dort zu kaufen, wo man Vertrauen in die Qualität hat. Nur dann weiß der Kunde auch, was er isst. Ansonsten muss man leider heute immer damit rechnen, dass man mit seinem Stück Fleisch vielleicht auch eine ganze Menge an Hormonen und Antibiotika verspeist.

Aufpassen muss man inzwischen auch beim Fisch. Viele Exemplare, die bei uns frisch oder tiefgefroren angeboten werden, stammen gar nicht mehr aus dem offenen Meer, sondern aus den großen Netzen der Fischzuchten. Beim Lachs hat sich da einiges getan in den vergangenen Jahren. Er kommt jetzt überwiegend aus Lachszuchten, die nicht selten Antibiotika unters Futter mischten, um Krankheiten zu verhindern und das gleiche Tiermehl verfütterten, das zu Lande BSE auf den Weg brachte. Doch auch die Fische, die frei im Meer schwimmen, sind heute erheblich belastet, weil die Weltmeere leider inzwischen auch unter der Umweltverschmutzung leiden. Eine Portion japanischen Thunfisches reicht schon aus, um die gerade noch zulässige Höchstgrenze der jährlichen Quecksilberration aufzunehmen, ganz abgesehen von den Tausenden von Delphinen, die japanische Thunfischfischer bei ihrer Arbeit umbringen. Andererseits liefern aber gerade Fische aus kalten Meeresgewässern unserer Gesundheit wesentliche Fettsäuren.

Am besten ist es also, den notwendigen Eiweißanteil in der Nahrung aus sauberen pflanzlichen Quellen und durch Fisch und Fleisch aus »artgerechter« Haltung zu decken.

Energien und Kalorien und die Chinesische Medizin

Wer Glück hat, landet bei seiner Suche nach dem richtigen Essen bei der chinesischen Ernährungslehre, die einen wichtigen Teil der Traditionellen Chinesischen Medizin ausmacht. Sie stellt den Menschen und sein Verhalten in einen engen Zusammenhang zur Energie und den entsprechenden Nahrungsmitteln. Diese verbindende Sichtweise kann bei Gewichtsproblemen und medizinisch notwendigen Diäten helfen und ist für bewusste Esser sehr interessant.

Die chinesische Weisheitslehre glaubt, dass jeder Mensch mit einer gewissen »vorgeburtlichen Energie« geboren wird, die ihm gleichsam als »Geschenk« mit auf seinen Lebensweg gegeben wird. Sitz dieser Energie sind Niere und Nebenniere. Die sollten wir deshalb auch vor Kälte und anderen Umwelteinflüssen ganz besonders schützen. Der Mensch verbraucht nun jeden Tag ein kleines Maß dieser vorgeburtlichen Energie, und damit der Vorrat nicht allzu schnell verbraucht ist, sollen wir diesen Speicher täglich mit so genannter »nachgeburtlicher Energie« auffüllen. Dafür gibt es nach chinesischer Auffassung drei Möglichkeiten:

> ➤ Die erste Möglichkeit ist ein bewusster, runder und voller Atem, der uns nicht nur mit Sauerstoff, sondern darüber hinaus mit Qi-Energie versorgt. Diese steht für jene universale Lebenskraft, die in Indien *Prana* genannt wird. Bei uns kennt man dafür Reichenbachs Begriff *Od* oder *Reichs Orgon*.
> ➤ Die zweite Möglichkeit ist ausreichende Bewegung. Bewegung fördert den Atem und kurbelt den Stoffwechsel an, erzeugt Wärme und damit Energie. Die alten Chinesen dachten hier allerdings weniger an Sport im westlichen Sinn als vielmehr an Qi Gong, T'ai Chi Ch'uan, Kung Fu oder andere Kampf- und Bewegungskünste.
> ➤ Die dritte Möglichkeit, »nachgeburtliche« Energie zu erzeugen, ist die tägliche Ernährung. Dabei wird allen Nahrungsmitteln eine bestimmte Auswirkung auf den Energiehaushalt des Organismus zugemessen.

Energetische Wirkung der Nahrung

In der chinesischen Ernährungslehre spielt die thermische Wirkung der Lebensmittel auf den Organismus eine große Rolle für die Suche nach einer gesunden, ausgeglichenen und zur jeweiligen Persönlichkeit passenden Ernährung. Sie berücksichtigt zudem die jeweilige Jahres- und Tageszeit.

Die feinen energetischen Vorgänge im Körper sind der chinesischen Medizin ganz wichtig. Sie geht davon aus, dass jedes Nahrungsmittel unabhängig von seiner Kalorienmenge eine bestimmte Auswirkung auf den Energiehaushalt des Körpers und seine inneren und äußeren Energiebahnen (Meridiane) hat. Sowohl die Atmung als auch Bewegung und Ernährung wirken sich nach dieser Philosophie auf das individuelle elektromagnetische Kraftfeld des Organismus aus. Sie verändern die Schwingungsfrequenzen und -amplituden dieses Feldes gesundheitsfördernd oder gesundheitshemmend. Demzufolge gibt es Nahrungsmittel, die dem Organismus Energie zuführen, ihn sprichwörtlich wärmen und Lebenskraft aufbauen. Hierher gehören in der folgenden Tabelle alle Lebensmittel der Spalten »heiß«, »warm« und begrenzt auch noch »neutral«. Andere Nahrungsmittel wiederum führen dem Organismus Säfte, also Flüssigkeiten, zu und kühlen ihn dadurch; sie werden als »erfrischend« und »kalt« bezeichnet.

Für uns ist wichtig zu wissen, dass das Wort Energie in diesem Zusammenhang nichts mit Kalorien beziehungsweise Brennwerten zu tun hat. Manchmal ist sogar das Gegenteil der Fall. So kann es sein, dass ein Stoff nach unserem Verständnis einen hohen Brennwert hat, uns aber im chinesischen Denken die Energie raubt. Ein Beispiel ist der Zucker, der nach westlicher Sichtweise viele Kalorien hat, aber trotzdem – aus der chinesischen Perspektive – auf den Körper energieableitend und stark kühlend wirkt.

Diese Sichtweise bietet Aufschlüsse, die uns einiges erklären können. Zum Beispiel, dass in Massen genossene Zitrusfrüchte trotz ihres Vitamin-C-Gehalts Erkältungssymptome eher verstärken als verbessern, was vielen bisher unerklärlich war. Ein Blick auf die Energietabelle der chinesischen Medizin macht klar: Diese Früchte kühlen den Organismus aus, und das ist das Letzte, was der Erkältete gebrauchen kann.

Hier liegt auch die Erklärung dafür, warum in Wüstengegenden heißer und stark mit Zucker gesüßter Pfefferminztee getrunken wird. Die Tabelle zeigt, dass sowohl die Pfefferminze wie auch der Zucker »kühlend« auf den Körper wirken. Viele Essens- und Trinkgewohnheiten von Ureinwohnern, besonders in den lebensfeindlichen Zonen unserer Erde, zeigen übrigens auffällige Übereinstimmungen mit dem System der thermischen Wirkung der Nahrung, wie wir es in der chinesischen Medizin finden.

In der Tabelle nach Barbara Temelie[8], die diese Lehre bei uns zuerst verbreitet hat, kann man ablesen, mit welchen Lebensmitteln wir die Körperenergien steigern, ergänzen oder ausgleichen können, und so für bessere Gesundheit und erhöhte Leistung im Alltag sorgen. Mit den aufgeführten energetisierenden Gewürzen lassen sich übrigens alle Nahrungsmittel eine Spalte weiter in Richtung warm bewegen.

Kalte Nahrung wie Südfrüchte, Tomaten, Gurken, Jogurt, Mineralwasser, eisgekühlte Getränke, Schwarztee kühlen den Organismus stark ab und führen zu einem Qi- oder Yang-Mangel. Auch in der heißen Jahreszeit sind sie demnach nur bei den »heißen Typen« und auch bei diesen nur in kleinen Mengen angezeigt, da alles Kalte die Verdauung grundsätzlich belastet.

In der Schwangerschaft, in der viele Frauen zu einer Yang-Fülle neigen und plötzlich über warme Hände und Füße und ungeahnte Energien verfügen, kann über diese Lebensmittel zu viel Energie auf schmackhafte Weise abgebaut werden. Auch bei Hitzewallungen in den Wechseljahren kann man eine milde Ableitung mit kühlender Nahrung wählen. Einen Versuch ist es auch wert, die Yang-Fülle vieler überaktiver Kinder schonend mit kühlender Nahrung zu korrigieren. Allerdings sollte man bedenken, dass nach chinesischer Auffassung alles Kalte und Rohe die Verdauungsorgane belastet.

Zur erfrischenden Nahrung gehören die meisten einheimischen Obst- und Gemüsesorten, die aus chinesischer Sicht die Quelle der Körpersäfte sind. In großen Mengen roh oder im Winter genossen, können aber auch sie zu Verdauungsproblemen führen. Gekocht sind Obst und Gemüse dagegen gut verdaulich und besser verträglich.

Rohkost enthält zwar eindeutig mehr Vitalstoffe, aber diese können von vielen Menschen gar nicht mehr vollständig aufgenommen wer-

---

8 Barbara Temelie, Ernährung nach den fünf Elementen, Joy-Verlag 2002

HEISS	WARM	NEUTRAL	ERFRISCHEND	KALT
	Getreide: Buchweizen Hafer	Hirse Mais	Reis Dinkel Weizen	
	Gemüse: Lauch Meerrettich Zwiebel	Kohl Kartoffel Karotte Erbse Feldsalat	Sauerkraut Spargel Spinat Zucchini Blumenkohl Sellerie	Gurke Tomate
	Obst: Aprikose Pfirsich Rosine	Pflaume Traube Feige	Apfel Birne Honigmelone Orange Erdbeere	Zitrone Banane Mango Wassermelone Kiwi
Gewürze: Zimt Cayennepfeffer Curry Tabasco Muskat	Basilikum Dill Lorbeer Kümmel Majoran Knoblauch	Safran	Salbei Kresse	Salz Sojasauce Algen
Getränke: Ingwertee Jogitee Fencheltee Glühwein	Rotwein Getreidekaffee Kaffee Likör	Traubensaft Malzbier	Fruchtsaft Hagebuttentee Pfefferminztee Apfelsaft Altbier Weißwein Weizenbier	Mineralwasser Grüner Tee schwarzer Tee Enziantee Pils Wermuth
	Fisch: Forelle Scholle Thunfisch Hummer Alle geräucherten Fischsorten	Karpfen	Tintenfisch Calamari	Austern Kaviar
Fleisch: Schaf Ziege Gegrilltes Fleisch generell	Huhn Fasan Wild	Rind	Ente Pute Gans	
	Milchprodukte: Ziegenmilch Schafkäse Schimmelkäse	Kuhmilch Butter	Sauermilch Kefir Frischkäse Quark (Topfen)	Joghurt

den. Die Chinesen achten deshalb auch weniger darauf, was sie zu sich nehmen, als vielmehr darauf, was sie davon wirklich verdauen können. Ein guter Ansatz auch für uns.

Zur neutralen Nahrung gehören die meisten Vollwertgetreide außer Gerste und Reis, die erfrischend sind. Besonders empfohlen werden in der chinesischen Medizin Grünkern, Süßreis und beim Fleisch das vom Rind. Die neutrale Nahrung baut Qi auf, sie harmonisiert Yin und Yang und sollte die Grundlage der Nahrung bilden.

Warme Nahrung führt Energie und Wärme zu und ist für strenge Vegetarier, die nicht selten unter Energiemangel beziehungsweise innerer Kälte leiden, sehr wichtig. Warme bis heiße getrocknete Kräuter und Gewürze sind hier das Mittel der Wahl. Sie können die vegetarische Kost insgesamt harmonisieren.

Heiße Nahrung sollte ebenso wie kalte nur in kleinen Mengen genossen werden, was natürlich besonders für scharfe Gewürze wie Curry, Chili und Pfeffer gilt. Sie schützen in kleinen Mengen vor innerer Kälte und sind besonders im Winter für die kalten Typen eine gute Ergänzung der Nahrung. Im Übermaß gegessen führen sie allerdings zu einer Überfülle an Yang und entsprechender innerer Hitze.

Sie können übrigens leicht feststellen, zu welchem Typ Sie gehören und dann die entsprechenden Nahrungsmittel auswählen. Fragen Sie sich einfach:

➤ Neige ich eher zu Hitze oder zum Frösteln? Schaffe ich es, mich täglich so zu bewegen, dass »inneres Feuer« entsteht?

➤ Welchen bioklimatischen Einflüssen (Hitze, Kälte, Wind, Nebel, Klimaanlage) bin ich heute ausgesetzt?

➤ Neige ich zu einer oberflächlichen Atmung, die ich hauptsächlich im Brustkorb spüre?

➤ Wie gehe ich auf die Welt zu? Offensiv feurig oder eher defensiv verhalten?

So ernähren Sie sich richtig

Noch entscheidender als das, was wir essen, ist, *wie* wir essen. Und das wird heutzutage leider viel zu wenig berücksichtigt. Schulkinder essen im Bus ihr Frühstück, in der Mittagspause verschlingen gestresste Manager am Schreibtisch ihr Sandwich, und abends wird häufig gegessen, während der Fernseher läuft. Es fällt schon gar nicht mehr auf, wie schnell manche Leute im Stehen ein Mittagsmahl eben nicht mehr *mahlen*, sondern es hastig kauen beziehungsweise verschlingen. Auch hier können wir von unseren Vorfahren lernen.

In früheren Zeiten, in denen die Diätetik neben der Hygiene die zweite wichtige Grundlage der Medizin war, gab es nur eine vergleichsweise bescheidene Essensauswahl. Die Menschen mussten essen, was gerade zu dieser Zeit in ihrer Region zu haben war – gesundheitlich gesehen war das natürlich gar nicht schlecht. Schon aus Mangel an Alternativen beschäftigte sich die Diätetik damals vor allem mit dem Wie des Essens und schuf tägliche Rituale, die gewissenhaft eingehalten wurden: Da das Essen knapp war, gab es immer einen Grund dafür zu danken, wenn ausreichend Nahrung vorhanden war. Gegessen wurde gemeinsam, schon weil die Zubereitung der Gerichte ungleich mühevoller war als heute; für eine Person allein hätte sich der ganze Aufwand gar nicht gelohnt. So trafen sich größere Gruppen zum gemeinsamen Mahl, dankten in einer mehr oder weniger feierlichen Zeremonie für das Aufgetischte und begannen, es zu verspeisen. Gerade, weil es wenig gab, wurde langsam gegessen und Bissen um Bissen genossen. Heute, mitten im Überfluss, sollten wir diese einfachen Regeln wieder beherzigen, denn sie tun unserem Körper und unserer Seele gut.

Wer sich auf sein Essen besinnt (in freier Form oder wie früher betend und dankend), dem wird auch heute noch sein Mahl besser bekommen als dem schnellen Schlinger, der beim Essen schon an seinen nächsten Termin denkt.

Mahlzeit braucht tatsächlich Zeit. Schade, dass es in unserer leistungsorientierten Überflussgesellschaft schon fast normal ist, sich möglichst schnell möglichst viel Verschiedenes einzuverleiben. Wir bedenken nicht, dass die Verdauung vom Mund bis zum Schließmuskel Zeit und Muße braucht. Früher hieß es: »Nach dem Essen sollst du ruhn oder tausend Schritte tun.« Heute geht es nur noch darum, möglichst schnell satt zu werden, um sich dann wieder in die Arbeit oder den Freizeitstress zu stürzen. Deshalb sind Steh- und Schnellimbisse gefragt, wo man gar keine Lebens-, sondern höchstens Nahrungsmittel bekommt. Fast Food ist eine Beleidigung für unseren Verdauungstrakt. Und auch die Umgebung passt nicht: Man findet dort keine Ruhe (englisch rest = Ruhe), deshalb ist das Wort Restaurant ebenfalls fehl am Platze.

Fast Food ist ein Teil des american way of life, hat aber wohl eher mit notdürftigem Überleben zu tun, denn mit Leben. Tatsächlich ist es eine ausgewiesene Methode, sein Leben quantitativ zu verkürzen und qualitativ zu ruinieren. Nicht umsonst sind so viele US-Amerikaner übergewichtig. Wer also gesund essen will, sollte einen großen Bogen um Schnell- und Stehimbisse machen. Gesundheit und Wohlbefinden sind der Lohn dafür, wenn wir uns artgerecht beziehungsweise gesund ernähren! Davon abgesehen, dass es auch noch viel besser schmeckt.

Wenn wir uns bewusst gemacht haben, wie wir richtig essen, kann beim Was nicht mehr viel schief laufen, denn Bewusstheit ist mit Abstand der beste Schutz vor Fehlern. Wir achten dann auf kleine, aber wichtige Dinge beim Essen und machen so automatisch das Richtige. Wir würden dann zum Beispiel unseren Verdauungstrakt nicht mehr überfordern, indem wir ihm pausenlos etwas anbieten. Gedankenlos holen wir uns mal ein Häppchen hier und mal ein Häppchen dort; das Angebot ist da und wird deshalb auch genutzt. Und manchmal ist es schlicht und einfach Langeweile, die wir mit Essen überspielen. Dabei wäre es viel gesünder, sich stattdessen zu bewegen! Wenn wir nicht mehr zwischendurch unbewusst vor uns hin knabbern würden, bekäme unser Körper die dringend notwendigen langen Verdauungspausen zwischen den Mahlzeiten. Und das

Frühstück würde wieder zu einem wirklichen Fastenbrechen (englisch: breakfast = Fasten brechen), das eine wenigstens zwölfstündige Ruhephase des Darms beenden würde. Davon sind wir heute weit entfernt. Buchen nicht viele Leute gerade deswegen eine Kreuzfahrt, weil es ständig etwas zu essen gibt, weil täglich sogar noch ein Mitternachtsimbiss auf dem Speiseplan steht? Der Genuss bleibt allerdings bei diesem Überangebot meistens auf der Strecke.

Vollwertige Lebensmittel, die in gleichsam rituell bewusster Form genossen werden, machen uns satt und zufrieden, während das raffinierte Fabrikfutter chronisch unbefriedigt lässt. Das ist auch ein Grund, warum Übergewichtige keinesfalls an Vollwertnahrung vorbeikommen.

Mit dem Fabrikfutter kann man 10.000 Kalorien aufnehmen und trotzdem nicht genug von all den wichtigen Spurenelementen bekommen. Das führt dazu, dass man, kaum hat sich das Völlegefühl nach dem Essen gelegt, schon wieder Hunger hat. Der Körper hat in den Jahrmillionen der Evolution gelernt, so lange Hunger zu empfinden, bis ihm nichts mehr fehlt. Also sollten wir ihm freiwillig alles geben, was er braucht, um sich satt zu fühlen; dies geschieht nur über Vollwertnahrung.

Permanentes Essen

Pausenloses Zwischendurchessen sättigt nicht wirklich, macht aber ordentlich dick.

Wer so bewusst mit dem Wie des Essens umgeht, hat auch mit dem Was wenig Probleme und wird sich relativ leicht mit vernünftigen, also der menschlichen Natur entsprechenden Essweisen anfreunden können. Das muss auch das Ziel sein, damit die Nahrung wieder zu unserem Freund und Verbündeten wird. Heute ist vielen Menschen inmitten des Überflusses das Essen zum heiß geliebten, unverzichtbaren Lieblingsfeind geworden, der mit der Figur gleichzeitig die Lebensfreude bedroht.

Das ideale Frühstück

Mit einem guten Frühstück beginnt ein guter Tag. Das Essen sollte leicht sein, nicht belasten, wenig Verdauungsenergie benötigen, lange und konstant hohe Leistungen unterstützen und natürlich auch noch gut schmecken. Dass wir manchmal tagsüber Probleme haben, liegt an einer schwankenden Blutzuckerkurve. Mit den folgenden Rezepten gehen wir diesem Problem aus dem Weg. Die Rezepte sind sowohl für Spitzensportler als auch für Büroangestellte zu empfehlen. Es ist berechtigt, auch einmal auf die Kalorien zu schauen.

> ➤ **Winterfrühstück: Hirse mit Apfel**
>
> Pro Person eine Tasse Hirse abmessen. Die Hirse am Vorabend in etwas lauwarmem Wasser einweichen; sie quillt dann über Nacht. Am Morgen wird die Hirse mit der doppelten Volumenmenge (halb Wasser, halb Milch) aufgegossen. Eine Zimtstange und einige Gewürznelken zufügen und das Ganze so lange köcheln lassen, bis ein dickerer Brei entsteht. Das dauert circa 15 Minuten. Wer mag, mischt in Wasser eingeweichte Rosinen unter, mit Zimt und Honig verfeinern. Prima schmeckt dazu ungezuckertes Apfel- oder Birnenkompott. Als Getränk empfiehlt sich ein anregender Kräutertee.

Dieses Frühstück eignet sich besonders an Tagen mit Kälte und Schnee für Menschen, die zu niedrigem Blutdruck neigen oder häufig unter dem Gefühl von innerer Kälte leiden. Damit Abwechslung auf Ihren Frühstückstisch kommt, kann es zwischendurch auch mit frischem Obst oder Obstsalat gegessen werden.

➤ **Sommerfrühstück: Quark-Leinöl-Creme mit Früchten**

Circa 100 Gramm Magerquark mit einem Esslöffel kalt gepresstem Leinöl und etwas Milch cremig schlagen; wer möchte rührt noch etwas Honig unter. Diese Basis wird nun täglich variiert. Essen Sie beispielsweise Früchte dazu, die zur Jahreszeit und in ihrer thermischen Wirkung zu Ihrem Typ passen (siehe Tabelle). Verfeinern Sie die Creme mit Nüssen, Mandeln, Rosinen, Feigen und Dörrpflaumen (alle Trockenfrüchte werden bekömmlicher, wenn sie in etwas Wasser oder Kräutertee einige Stunden lang eingeweicht werden). Auch Fruchtmark, Kokosraspel, Zimtpulver oder eine Prise Ingwer passen dazu. Auf Fabrikzucker und ähnlich raffinierte Produkte sollten Sie verzichten. Auch dazu passt eine Tasse Kräutertee.

Dieses leckere Frühstück ist eine gute Basis für den ganzen Vormittag und eignet sich besonders für wärmere Tage.

Die idealen Getränke

So sehr wir uns um die Ernährung sorgen, so sträflich vernachlässigen wir im Allgemeinen das Trinken. Wenn wir bedenken, dass sich unser Körper zu Beginn des Lebens zu drei Vierteln und gegen Ende immer noch zu mehr als zwei Dritteln aus Wasser zusammensetzt, wird klar, wie gefährlich eine Missachtung des Wasserhaushaltes ist. Viele Menschen fühlen sich allein dadurch schon viel besser, dass sie mindestens zwei Liter Wasser am Tag trinken. Wer das nicht schafft, kann den Flüssigkeitshaushalt teilweise auch über Obst oder Gemüse ausgleichen, das ja sowieso von größtem Wert für unsere Gesundheit ist. Eine Richtlinie ist, mindestens zwei bis drei Prozent des Körpergewichts täglich an Wasser aufzunehmen. Diese Menge braucht der Organismus, um die anfallenden Schlacken auszuscheiden und nicht innerlich auszutrocknen. Den Nieren machen wir es nicht dadurch leicht, dass wir wenig trinken, wie viele meinen, sondern wir entlasten sie, wenn wir ihnen genug Flüssigkeit zukommen lassen; je weniger wir trinken, desto mehr müssen sie den Urin konzentrieren. Haben sie dagegen einen Überfluss an Wasser zur Verfügung, können sie ohne Anstrengung ausscheiden, was der Körper loswerden muss. Außerdem gelingt es ihnen dadurch auch besser, die empfindlichen Gleichgewichtssysteme des Organismus aufrechtzuerhalten. Deshalb ist es zum Beispiel gerade beim Fasten wichtig, dass wir reichlich und über den Durst hinaus trinken.

Auch dabei sollten wir auf Qualität achten! Früher wurde die Qualität des Trinkwassers von Fischen getestet: Sehr empfindlich reagierende Arten wie Bachforellen ließ man in einem Becken mit Trinkwasser schwimmen. Mit der Zeit wurde es notwendig, die Bachforellen gegen umweltrobustere wie Regenbogenforellen oder Saiblinge auszutauschen. Als auch die die angebotene Wasserqualität nicht mehr ertragen konnten, wurde aus Gründen der »Praktikabilität« auf chemische Analysen umgestellt. Heute bekommen bereits viele Menschen in den Industrienationen minderwertiges Wasser, das aus Oberflächenreservoirs wie Seen oder aus Flüssen gewonnen oder sogar aus Abwässern »recycelt« wird und deshalb zur Desinfektion mit Chlor versetzt werden muss.

Leider wissen wir noch viel zu wenig über das Wasser und die Möglichkeiten, die in ihm stecken. Sicher liegt das Geheimnis der Homöopathie, aber auch das der Bachblütenessenzen in der Veränderung der Wasserstruktur. Wassermoleküle sind elektrisch geladene so genannte *Dipole*, die zusammen mit anderen Wassermolekülen Muster, die so genannten *Cluster*, bilden. Diese von der Wissenschaft bisher noch weitgehend ignorierten Muster werden uns in Zukunft wohl einige der Geheimnisse des Wassers und damit des Lebens enthüllen[9].

---

9 Urs Honauer, Wasser – Die geheimnisvolle Energie für Gesundheit und Wohlbefinden, Hugendubel, 1998

Früher haben die Menschen vor allem Quellwasser, das von selbst an die Oberfläche kommt, und Regenwasser getrunken, niemals aber Tiefenwasser. Das mit Salzen angereicherte, so genannte Mineralwasser ist heute für viele das wertvollste Wasser: Je tiefer die Quelle, desto mehr ist es im Allgemeinen mit Mineralien angereichert. Allerdings spricht inzwischen einiges dafür, dass wir all diese Mineralien aus dem Wasser gar nicht brauchen, ja, dass sie unserer Gesundheit nicht einmal dienen. Vielmehr kann und muss der Organismus seine Mineralien wohl besser aus der Nahrung, vor allem aus Obst und Gemüse, aufnehmen. Deshalb sind viele gesundheitsbewusste Menschen bereits dazu übergegangen, ihr Wasser zu filtern und von allen Mineralien zu befreien. Allerdings scheint uns auch hier die Lösung eher in der Mitte zu liegen: Statt Mineralwasser könnten wir Quell- und Grundwasser trinken, wie es aus der Leitung kommt. Damit dieses Wasser wirklich sauber ist, empfehlen sich Filtersysteme, die aber lediglich eventuelle Verunreinigungen und nicht die in diesen Wässern geringen Mineralmengen herausholen[10].

Schon seit alters her gab es immer wieder sensitive Menschen, die über die Reinheit hinaus die Wichtigkeit der Schwingungsebene des Wassers betonten, wie etwa die Österreicher Viktor Schauberger und in neuerer Zeit Johann Grander und Hans Ellmauer oder der Deutsche Roland Plocher. Die Möglichkeiten der Wasserenergetisierung lassen sich heute bereits ansatzweise über die Biophotonenmessung von Fritz Popp (Karlsruhe) wissenschaftlich bestätigen. Energetisch harmonisiertes Wasser kann demnach sogar Schadstoffbelastungen über längere Zeit so weit neutralisieren, dass Wassertiere keinen Schaden daran nehmen. So wird zum Beispiel auch die hohe Wasserqualität des Ganges, des heiligen Flusses der Inder, trotz der erheblichen Umweltbelastungen erklärt. Auch hier sind noch viele Fragen offen.

---

10 Adressen siehe Anhang

Geklärt ist aber, wie wir das Thema Trinken sinnvoll anpacken können: Zuerst sollte man sicherstellen, dass das Wasser biologisch sauber ist, also zum Beispiel kein Nitrat enthält. Dann muss man darauf achten, dass man genug davon trinkt, also die schon erwähnten zwei Liter (beziehungsweise zwei bis drei Prozent des Körpergewichts). Zwar nimmt ein gesunder, vorwiegend vegetarisch ernährter Mensch von sich aus oft die richtige Menge Flüssigkeit zu sich, ebenso, wie er weiß, was und wie viel er essen muss. Aber wer ist schon so gesund? Mit einem einfachen Trick kommen Sie auf die richtige Menge: Stellen Sie am Morgen schon die Flaschen bereit, die Sie im Laufe des Tages austrinken wollen, dann haben Sie die Kontrolle darüber, ob die Menge ausreicht. Haben Sie sich erst einmal an die erforderliche Trinkmenge gewöhnt, wird Ihr Körper von selbst danach verlangen. Wichtig ist, dass man genug trinkt, aber man braucht nicht bei jeder Gelegenheit zu trinken. Wer Wasserflaschen in Konzerte und Vorträge schleppt, macht sich das Leben künstlich kompliziert und wirkt auf andere rasch wie ein »Flaschenkind«.

Am besten eignet sich in unseren deutschsprachigen Ländern Leitungswasser zum Trinken, da es im Allgemeinen relativ mineralarm und oft sogar von guter Qualität ist. Am besten erkundigt man sich beim zuständigen Wasserwerk, wo das Wasser herkommt und was darin steckt. Zum Filtern bewährt sich sehr das System von Sanacell.[11] Anschließend könnte man dem Wasser noch die verloren gegangenen Schwingungen zurückgeben nach verschiedenen Verfahren, von denen die oben erwähnten die bekanntesten sind. Es macht allerdings wenig Sinn, ein minderwertiges verschmutztes Wasser aufwendig zu energetisieren; auch wenn einige Systeme versprechen zu neutralisieren, empfiehlt es sich, im Zweifelsfall vorher zu filtern. Die tägliche Trinkmenge sollten wir nur mit Wasser und milden Kräutertees decken. Alles andere ist schon wegen der höheren Konzentration problematisch. Alkohol gilt generell nicht als Getränk, sondern als Genussmittel, wobei bereits Bier viel zu stark konzentriert ist, von Wein und Schnaps ganz zu schweigen. Um ein Gläschen Schnaps auf ein isotonisches, also gleich gespanntes Niveau zu bringen, bräuchte man sechzehn solcher Gläschen an Wasser. Um eine Tasse Kaffee auszugleichen, müsste man immer noch etwa drei Tassen Wasser trinken. Selbst ungezuckerte Fruchtsäfte brauchen noch mindestens die doppelte Wassermenge zum Ausgleich.

Kaffee

Kaffee enthält ebenso wie schwarzer Tee Koffein beziehungsweise Tein, auch wenn Tee bei uns im Allgemeinen nicht so stark zubereitet wird. Dass Koffein ein Gift ist, das auch abhängig machen kann, merken Kaffeetrinker, wenn sie einmal mit dieser liebgewordenen Gewohnheit aussetzen. Meist werden sie mit Kopfschmerzen bestraft – wie oft am zweiten Tag einer Fastenkur oder am Tag nach einer Operation. Das sind die Folgen des Koffeinentzugs. Kaffeetrinker argumentieren dann oft ganz selbstbewusst, dass der ganze Spuk mit einer einzigen Tasse Cappuccino verschwinden würde, ohne sich dabei klar zu machen, dass sie sich damit auf genau demselben Irrweg befinden wie alle anderen Süchtigen.

Die beste Art, Kaffee zu trinken, ist immer noch die in Wien gepflegte: Dort bekommt man zu jeder Tasse Kaffee ein Glas Wasser. Man nehme das Wasser, trinke es mit Genuss und lasse den Kaffee stehen. Wer aus verständlichen Genussgründen auf seinen Kaffee nicht verzichten will, der muss wissen, dass diese Flüssigkeit nicht auf die erforderliche Menge von zwei Litern Wasser angerechnet werden darf. Der Organismus braucht im Gegenteil mehrere Gläser Wasser zusätzlich, um den konzentrierten Kaffee überhaupt erst zu neutralisieren.

Bei all dem ist allerdings die Frage des Genusses nicht zu unterschätzen, und diesbezüglich wäre Kaffee noch kein besonders gefährliches Gift. Als Person »ungenießbar« zu werden ist sicher die größere Gefahr.

Basentrunk

Ein ideales Getränk ist der so genannte *Basentrunk*, den wir dem Schweden Are Waerland zu verdanken haben. Er hilft dem Organismus bei der Entsäuerung.

> ➤ **Das Rezept**:
> Gemüse, wie zum Beispiel Sellerie, Karotten, Kartoffeln, Fenchel oder Zucchini waschen und in grobe Würfel schneiden. In kochendem Wasser etwa zehn Minuten wallen lassen. Dann den Topf vom Herd nehmen und das Gemüse über Nacht ziehen lassen. Am Morgen die Flüssigkeit trinkwarm aufwärmen und auf nüchternen Magen trinken. Ideal ist ein Viertelliter. Das schmeckt zwar nicht besonders aufregend, ist aber ein Segen für den übersäuerten Körper.

Regenerationschancen

Immer wieder staunen Ökologen, wie schnell sich Seen und Flüsse regenerieren, wenn wir nur aufhören, sie weiter zu belasten. Ähnliches erlebt man als Fastenarzt, wenn man sieht, wie sich Körper und Seele erholen, wenn man ihnen nur einmal die Chance dazu gibt. Für viele ist es leichter, mit einem radikalen Schritt vom gedankenlosen Herunterschlingen der Nahrung zum bewussten Genießen zu wechseln. Ein idealer Einstieg in eine solche neue Essens- und damit Lebenszeit ist das Fasten.

Schon immer haben Menschen aller Religionen den Wert der freiwilligen bewussten Nahrungsenthaltung gekannt. Nicht nur die Bibel, auch die anderen heiligen Schriften wissen um seine heilende Kraft. Ganz abgesehen von den wundervollen Möglichkeiten des Fastens in spiritueller Hinsicht, ist es die reinigende und regenerierende Wirkung auf unseren Körper. Fasten ist eine ideale Möglichkeit, eine alte Zeit abzuschließen, deren gesundheitliche Hypotheken abzubauen und die Zeichen auf Neuanfang zu stellen. Unser Körper ist sehr regenerationsfähig, wenn wir ihm die Möglichkeiten dazu geben. Ist die Nahrungszufuhr eingestellt, wird der Organismus nach einer Umstellungszeit von maximal drei Tagen auf Selbstversorgung umschalten. Diese Einstiegzeit kann unangenehm sein, aber wenn wir uns bewusst und klar fürs Fasten entschieden haben, geht es oft sogar leichter. Also keine Notfallrationen bunkern und nicht zaudern! Manche Menschen haben gar keine Umstellungsprobleme, bei anderen werden sie von Fastenzeit zu Fastenzeit geringer und hören schließlich ganz auf, wenn sich der Organismus an diese Form von tief greifender Regeneration gewöhnt hat. Der Körper ist intelligent, und wenn er verstanden hat, dass es mit dem Fasten ernst gemeint ist, wird er sich das Leben nicht mit Hungergefühlen erschweren. Lediglich solange er noch eine Chance wittert, mit seinem Schreien nach der gewohnten Nahrung Erfolg zu haben, wird er auf diese Möglichkeit setzen.

Legen Sie Ihre Fastentage in eine Zeit, in der Sie ein bisschen Ruhe für sich haben. Also nicht gerade anfangen, wenn unangenehme Termine im Büro auf Sie warten. Auch wenn Familienfeste anstehen, ist das nicht gerade der beste Zeitpunkt. Überlegen Sie, ob Sie lieber allein oder in der Gruppe fasten wollen. In der christlichen Fastenzeit bieten manche Pfarreien an, sich gemeinsam auf diesen Weg zu machen. Aber auch darüber hinaus gibt es viele Angebote, betreut zu fasten[12]. Probieren Sie einfach mal aus, wie gut Ihnen solch eine Pause tun kann.

Bildlich gesehen kann man sich eine Fastenzeit wie einen umfassenden Hausputz vorstellen. Hat man sein Haus beispielsweise vor vier-

---

12 Ich persönlich gebe seit 25 Jahren vier Fastenseminare pro Jahr. Nähere Infos über das Heil-Kunde-Institut in Hitzendorf oder über www.dahlke.at oder in »Fasten Sie sich gesund«, Ullstein 2007

zig oder fünfzig Jahren bezogen und nie richtig für Ordnung und Entrümpelung gesorgt, wird sich einiges in Kellern, Speichern und Abstellräumen angesammelt haben. Beginnt man nun nach all den Jahren mit dem Fasten, geht es anfangs rund im Körperhaus, wenn wir anfangen, die zuletzt eingelagerten Dinge wieder ans Tageslicht zu befördern.

Im Körperhaus ist das Bindegewebe, zu dem auch das Fettgewebe gehört, der Speicherraum für all die Überbleibsel aus vergangenen Zeiten. Schicht für Schicht werden nun alte Dinge in der umgekehrten Reihenfolge, wie sie eingelagert wurden, aufgearbeitet und (vom Stoffwechsel) verbrannt. Zuerst kommen die Schlacken und Probleme der jüngsten Zeit wieder ans Tageslicht. Je länger das Fasten dauert, desto ältere Knoten und Themen treten zutage. So kann man sein ganzes Körperhaus bis auf die Grundmauern reinigen. Allerdings sollte man sich vor übertriebenem Ehrgeiz hüten; man muss nicht alles auf einmal schaffen, denn häufig ist das auch nicht gesund.

Am Anfang ist eine Fastenzeit von einer Woche empfehlenswert, später können dann auch längere Zeiten sinnvoll sein. Nach und nach kann man so innerhalb von Wochen mit Problemen, die in Jahrzehnten entstanden sind, restlos fertig werden.

Werden einige Grundvoraussetzungen wie ausreichendes Trinken und gründliche Darmreinigung erfüllt, haben wir mit dem Fasten das wirksamste und billigste Therapieverfahren, das uns erlaubt, eine neue Grundlage für ein gesünderes Leben zu schaffen. Dabei geht das Fasten in seinen Auswirkungen weit über die gesunde Ernährung hinaus, für die es allerdings auch den besten Einstieg schafft. Wenn wir erst einmal gelernt haben, mit nichts auszukommen, sind wir auch zufrieden mit dem wenigen und können uns vielleicht gar nicht mehr vorstellen, welche Mengen wir vorher aufgenommen haben. Fastend lernen wir vielleicht sogar gleichzeitig, uns zu entspannen und entdecken die Lust an Bewegung. Können wir das dann in unseren Alltag übertragen, haben wir viel für unser Leben gewonnen. Richtig durchgeführt, wird Fasten nicht nur gut bekommen, sondern

auch Spaß machen, und es kann eine ganz neue und sinnlich lust-
betonte Einstellung zum eigenen Körper vermitteln. Durch die tief
greifende Reinigung werden nicht nur die inneren Organe, sondern
auch die Gelenke und der Bewegungsapparat wieder in bessere Form
kommen. Vor allem aber werden die Sinnesorgane geschärft, die viel
mehr wahrnehmen als bisher. Üblicherweise bricht man das Fasten
am Ende, in dem man einen gedünsteten Apfel isst. Und das ist ein
Erlebnis, das Fastende nicht mehr missen möchten. Schon allein der
Geruch des Apfels! Und dann der Genuss, wenn er auf der Zunge
zergeht. Jetzt haben wir gelernt, Bissen für Bissen zu genießen, und
unser Geschmackssinn ist viel feiner geworden. Wir haben mehr Energie und freuen uns an der Bewegung. Auch die Sinnlichkeit wird
fastend erhöht und in der Konsequenz oft sogar die Fruchtbarkeit.
Für Paare, die schon längere Zeit auf Nachwuchs warten, ist das
durchaus einen Versuch wert.

Auch die Seele profitiert vom Fasten. Oft ergibt sich ein Zugang zu
inneren Bildern, der sich in bewussteren Traumerlebnissen und zu-
nehmendem Kontakt zum »inneren Arzt« niederschlägt. Schon
während des Fastens sind *Reisen nach innen*[13] auf den Flügeln der eigenen Phantasie nahe liegend und können die Fastenzeit bereichern,
ebenso wie Mandala-Übungen[14] und künstlerische Beschäftigungen.
Gerade auf kreative Erfahrungen bekommt man beim Fasten oft Lust,
selbst und oft gerade dann, wenn die letzten diesbezüglichen Erfahrungen schon lange zurückliegen. Deshalb ist es auch schön, Zeit für
sich zu haben in diesen Tagen und auszuprobieren, ob einem zum
Beispiel Malen oder Töpfern mehr Spaß macht.

Würden wir nach dem Einstieg mit einer Fastenzeit von einer Woche Fasten zu einem regelmäßigen Bestandteil unseres Lebens machen, könnten wir uns viele Probleme ersparen.

---

13 ders., Mandalas der Welt, Hugendubel Verlag 1998
14 Urs Honauer, Wasser – Die geheimnisvolle Energie für Gesundheit und Wohlbefinden, Hugendubel 1998

Dass die Mehrheit der Ärzte daran und vor allem an den Folgen kein Interesse hat, liegt auf der Hand: Die in eigener Verantwortung Fastenden könnten sie schließlich arbeitslos machen. Zunehmend finden sich aber Ärzte und Heilpraktiker, die Fastenwillige bereitwillig und mutig unterstützen, und an diese sollte man sich wenden.

Da eine lange, bewusste Fastenzeit Regeneration für Körper und Seele zugleich bedeutet, würden auch die rasant zunehmenden seelischen Krankheitsbilder positiv beeinflusst.

Die meisten Fastenden werden auf Dauer einfach gesund, und da sie ihren inneren Arzt entdecken, brauchen sie den äußeren immer weniger. Sie gehen viel bewusster mit sich und ihrem Körper um, lernen, seine Signale zu verstehen und reagieren bereits auf die ersten Symptome. Bewusste Fastenzeiten gehen immer weit über Ernährungsthemen hinaus und verbinden körperliche Gesundung mit seelischer, klären den Geist und eröffnen spirituelle Aus- und Einblicke. Auch andere Regenerationskuren[15], wie regelmäßige Obsttage oder zum Beispiel eine Kartoffelkur, sind ein Gewinn und vielleicht der erste Schritt, unsere Lebensweise zu ändern. Der Organismus macht es uns leicht, wieder in Form zu kommen, wir müssen ihm nur kleine Hilfestellungen geben. Je mehr Ebenen dazu ins Spiel des Lebens gebracht werden, desto besser. Wer sich bei solch einer Kur auch noch bewegt und dehnt, sich mittels geführter Meditationen auf »Reisen nach Innen« und den Weg zu sich selbst macht, wird noch schneller noch tiefer gehende Erfolge erleben. Der erste Schritt ist auch hier der wichtigste. Trauen Sie es sich zu, dass Sie fasten können, und wenn Ihnen das im Moment zu schwierig erscheint, beginnen Sie im Kleinen: mit einem Obsttag in der Woche zum Beispiel oder mit dem regelmäßigen gesunden Frühstück. Mit dem Abendspaziergang, für den Sie sich nicht mit Knabbereien belohnen, sondern mit einem Apfel. Es ist schon viel gewonnen, wenn wir unseren Blick auf uns selbst und auf unseren Körper richten. Er wird uns sagen, was gut für uns ist.

---

15 Mehr Informationen unter info@Sleepy.ch

Entspannung

Was müssen Sie wissen?

Das Prinzip der goldenen Mitte

Lange Jahre stand bei uns vor allem in den Aufbaujahren nach dem Krieg Leistung uneingeschränkt im Vordergrund. Erst in jüngster Zeit ist das Thema Entspannung wichtiger geworden, haben wir gemerkt, dass man nicht tagaus, tagein in seinem Hamsterrad rennen kann, ohne zwischendurch Atem zu schöpfen.

Dass Entspannung so lange keine Beachtung fand, liegt sicher daran, dass sie dem weiblichen Pol der Wirklichkeit zuzuordnen ist. Sie hat es deshalb im Gegensatz zur Spannung, die dem männlichen Pol untersteht, in unserer leistungsorientierten Gesellschaft nicht leicht, sich durchzusetzen. Dabei ist sie auch in jedem leistungsorientierten System die zweite ergänzende Hälfte. Spannung und Entspannung sind gleichberechtigte Pole auf einer Ebene. In der Wirtschaft und im Spitzensport hat sich diese Erkenntnis inzwischen weitgehend durchgesetzt. Dort wurde erkannt, dass man die Leistung deutlich steigern kann, wenn man lernt, besser zu entspannen. Immer mehr Firmen schicken ihre Mitarbeiter in entsprechende Kurse oder holen sich sogar Meditationslehrer ins Haus, damit möglichst viele Beschäftigte in den Genuss der Übungen kommen. Wer es versteht, sich zu entspannen und das auch oft genug tut, wird rasch ein höheres Leistungsniveau erreichen.

Womit die Entspannung langfristig allerdings wieder dem männlichen Pol dient. Nur wenn sie den Lebensschwerpunkt in Richtung Kontemplation und Meditation lenkt, käme sie auch langfristig dem weiblichen Bereich zugute. Das geschieht zum Glück auch häufig, wenn die erste Phase, die noch ganz dem Effizienzgedanken dient, durchlebt ist.

Das Prinzip der goldenen Mitte lehrt uns, dass der Mensch auf Dauer Einseitigkeit nicht aushalten kann. Einem Übermaß an Arbeit, Anstrengung, Zeitnot, physischem und psychischem Druck lässt sich auf lange Sicht nicht standhalten. Wird der Gegenpol, die Entspannung, vernachlässigt, ist es lediglich eine Frage der Zeit, bis körperliche Symptome das Ungleichgewicht deutlich machen. Daraus

➤ Bewusstseinsveränderung

Jeder sinnvollen Ernährungs-, Bewegungs- und Entspannungsumstellung muss eine entsprechende Bewusstseinsveränderung vorausgehen: Nicht das Sein bestimmt das Bewusstsein, sondern das Bewusstsein das Sein. Man muss erlernen, wie das Bewusstsein den Körper lenkt und nicht umgekehrt.

Anhand des westlich-esoterischen Tarots lässt sich dies veranschaulichen: Unter 22 so genannten Arkana-Karten bildet bereits die vierte den Herrscher ab, auf einem Würfel sitzend. Der Würfel symbolisiert mit seinen sechs Vierecken – die aufgeklappt ein Kreuz ergeben – das Symbol der materiellen Welt; der Herrscher besitzt und lenkt somit die Materie. Die meisten Menschen werden von der Materie beherrscht; den wenigsten gelingt es, den eigenen Körper aktiv zu lenken. Eine Möglichkeit bietet hierbei die Meditation, mit der man den Körper zur Ruhe kommen lassen kann, auch wenn dies etwas Übung voraussetzt. Er wird lernen, den Impuls, sich während einer Meditationssitzung zu kratzen, zu ignorieren, wenn stilles Sitzen vorgegeben ist.

Ganz Ähnliches lässt sich durch die Fastenzeit erzielen, während der der Körper lernen muss, erst dann zu essen, wenn das Bewusstsein sich dafür entschieden hat. Auf diese Weise wird der

Körper lernen, kein Hungergefühl zu entwickeln, da ihm dieses sowieso nicht weiterhilft.

Das Bewusstsein muss dem Körper den Weg weisen und nicht umgekehrt; die Gesundheit unseres Körpers muss durch die Impulse des Bewusstseins gefördert werden. Allerdings hat man auch hier die freie Wahl, sich vom Bewusstsein zwingen zu lassen oder freiwillig bestimmte Entscheidungen zu fällen. Meistens sind es erst schwere Schicksalsschläge wie Erkrankungen, Unfälle oder Verluste, die zu Bewusstseinsveränderungen führen: »Krankheit als Weg!«. Es wäre jedoch nicht notwendig, nach einem Schicksalsschlag das eigene Verhalten zu ändern; die Erkenntnis, dass jeder Mensch sterblich und die Zeit relativ ist, müsste genügen.

Warum werden Menschen erst bei Schicksalsschlägen auf die eigentlichen Themen ihres Lebens aufmerksam? Warum ist man erst mit dem eigenen Körper zufrieden, wenn eine Krankheit überwunden ist, und nicht, wenn er gesund ist und tadellos funktioniert? In der Medizin wird man erst zur Kur geschickt, wenn die Gesundheit bereits ruiniert ist. Theoretisch ist man sich einig, dass Prävention wichtig ist; in der Praxis wird dies jedoch nicht umgesetzt. Vorbeugen ist jedoch immer eine Angelegenheit des Bewusstseins, dass sich längerfristig auszahlt.

Derjenige, der seinen Körper nur dann wahrnimmt, wenn er Defizite anzeigt, wird es gewöhnt sein, dass dieser sich über Schmerzen und Funktionsstörungen »Gehör verschafft«. Ähnliches lässt sich bei Kindern beobachten, die die Zuwendung der Mutter über Erkrankungen einfordern; das Kranksein wird auf diese Weise erheblich gefördert. Untersuchungen zeigen, dass Kinder geradezu »lernen«, krank zu sein.

Fazit: Wer bereits seinem gesunden Körper Zuwendung und Aufmerksamkeit schenkt, wird seine Leistungsfähigkeit noch steigern können!

resultierende Probleme, von der Schulmedizin in dem Ausdruck *Stressphänomene* zusammengefasst, haben vielerlei Gesichter. Sie reichen von Schlafstörungen, kalten oder feuchten Händen und Füßen, Herzklopfen und Bluthochdruck über Appetitstörungen, Nikotin- und Alkoholkonsum, bis hin zu Muskelverspannungen, Verdauungsproblemen und Potenzstörungen. Dass auch immer mehr Menschen einen Hörsturz erleiden oder an Tinnitus erkranken, zeigt, dass wir viel zu oft viel zu viel »um die Ohren haben«. Diese Liste ließe sich leider noch beliebig lange fortsetzen.

Gemeinsam haben all diese Erscheinungen, dass der Arzt bei der Untersuchung der betreffenden Organe meist so gut wie nichts findet. Für den Menschen, der darunter leidet, ist aber deutlich spürbar, dass etwas nicht stimmt, dass er nicht in Harmonie lebt. Im deutschsprachigen Raum geben immerhin 70 Prozent der Bevölkerung an, dass sie unter Stress leiden.

Was können Sie tun?

Auf natürliche Weise entspannen

Es ist gar nicht so schwer, ganz natürlich zur Ruhe zu kommen. Über einige grundlegende Kenntnisse, wie das Nervensystem funktioniert, sollten wir aber Bescheid wissen, um die Zusammenhänge besser verstehen zu können. Der menschliche Körper besitzt in einer vereinfachten Darstellung zwei große sich ergänzende Nervensysteme:

Das ist zum einen das willkürliche Nervensystem, das – wie der Name schon sagt – unserem Willen und unserer Wahrnehmung unterliegt und zum Beispiel unseren Bewegungsapparat steuert und die Sinneswahrnehmung vermittelt.

Das selbsttätige oder vegetative Nervensystem ist dagegen nicht willentlich steuerbar. Es regelt Organtätigkeiten wie Atmung, Kreislauf, Verdauung und Stoffwechsel. Dieses unabhängige Nervensystem hat die Aufsicht und Steuerung über den körpereigenen Betrieb. Es teilt sich noch einmal in zwei Fraktionen, eine Sympathikus- und eine Parasympathikushälfte.

Diese Systeme sind beide immer mehr oder weniger in Aktion, wobei aber eines jeweils den Ton angibt. Unser Bestreben muss es nun sein, in Richtung vegetatives Gleichgewicht zu gehen. Menschen, die sich in diesem Gleichgewicht befinden, berichten von einer Kraft, die ihnen Harmonie, Ruhe, Leistungswillen, Leistungsfähigkeit und Ausgeglichenheit schenkt. Andererseits haben aber Ungleichgewicht und Disharmonie keine Kraft und hinterlassen ihre Spuren, die sich körperlich und seelisch in einer endlosen Liste von Symptomen manifestieren.

Sympathikus	**Parasympathikus**
• beschleunigt Herzfrequenz	• verlangsamt Herzschlag
• beschleunigt Atemfrequenz	• beruhigt Atmung
• aktiviert Schweißdrüsen	• beruhigt Thermoregulation
• steigert Haut- und Muskeldurchblutung	• setzt die entsprechende Durchblutung herab
• erhöht Blutdruck	• senkt Blutdruck
• erweitert Pupillen	• beruhigt Aufmerksamkeit
• hemmt die Verdauung	• verbessert Darmperistaltik
• wirkt über das Hormon Adrenalin	• wirkt über Acetylcholin
• führt zu einem Zustand aufgehellter Psyche und über eine Alarmbereitschaft in einen Zustand der Aktivität	• führt zu einem Zustand der Regeneration, Erholung und angenehmen Müdigkeit in einen Zustand der Ruhe

In unserer hektischen Welt soll der Körper immer einwandfrei funktionieren. Viele Menschen verwechseln ihren Organismus mit einer Maschine, die einfach nur wieder repariert werden muss, wenn sie nicht mehr problemlos läuft. Dabei beachten die allermeisten Menschen – was ihren eigenen Organismus angeht – nicht einmal die grundlegendsten Regeln, die wir im Umgang mit Maschinen als notwendig erkannt haben. Einen überhitzten Motor lassen wir selbstverständlich abkühlen, unseren überhitzten Verstand und unser überdrehtes Nervensystem treiben wir dagegen immer weiter in die Selbstüberforderung.

Geschichtlich gesehen war Stress für den Menschen lebenswichtig, lebenserhaltend und häufig auch lebensrettend. Eine Stressreaktion war und ist eine Notschaltung des Körpers, mit der dieser drohenden Gefahren begegnen kann, bis hin zu Kampf oder Flucht. In beiden Fällen hat die Aktivität körperliche und emotionale Auswirkungen. Die oben angesprochenen Sympathikusreaktionen werden deutlich spürbar, während die Wirkungen des Parasympathikus sogleich abgeschaltet oder doch weitgehend zurückgenommen werden. Leider leben viele moderne Menschen in einem Zustand der Dauererregung.

Diese Notschaltung war aber nie als Dauerlösung, sondern immer nur für Notfälle gedacht. Wer ständig auf dem Niveau des Notfalls mit seinen entsprechenden Überlebensprogrammen lebt, überfordert den Organismus erheblich. Und der wehrt sich mit den bereits besprochenen Symptomen.

In unseren körperlichen Reaktionsmöglichkeiten unterscheiden wir uns nicht sehr von unseren Vorfahren. Und die Gefahrensituationen sind bei genauerer Betrachtung im Prinzip auch ziemlich ähnlich geblieben: Wir unterliegen den entsprechenden vegetativen Reaktionen noch genauso wie damals. Der Urmensch, der auf ein Raubtier traf und sich in Sekundenbruchteilen zu Kampf oder Flucht entscheiden musste, erlebte denselben Adrenalinstoß wie ein moderner Zeitgenosse, der – in seinem Auto sitzend – einen riskanten Überholvorgang gerade noch einmal überlebt hat. Ein wesentlicher Unterschied kommt allerdings im Anschluss daran. Während nämlich in der Frühzeit auf den Stress eine körperliche Aktion folgte, verharrt der entsprechend »Gestresste« heute zumeist bewegungslos im Auto, am Schreibtisch oder vor dem Fernsehgerät. Da die ausgeschütteten Stresshormone Adrenalin und Noradrenalin nun nicht in Bewegungsaktionen verbraucht werden, kreisen sie weiter im System und belasten dieses langfristig.

Unser Organismus unterscheidet nicht zwischen einer körperlichen oder einer emotionalen Gefahrensituation und reagiert immer mit Mobilisierung aller Kräfte. Wenn der zweite Teil, die auf den Stress eigentlich notwendig folgende Aktivität, immer öfter ausfällt, bleiben die Betroffenen angespannt. Symptome, wie etwa ständiger Bluthochdruck oder verspannte Muskeln, sind die unangenehme Folge.

Der Ausweg aus diesem Teufelskreis führt über das Bewusstsein. Wir müssen erkennen, wie weit wir uns von einem natürlichen Leben entfernt haben und lernen, dass wir uns unsere Gesundheit verdienen müssen.

Gesundbleiben ist heute eine Aufgabe und kein selbstverständliches Geschenk. Nur wer die Konsequenzen zieht und auch etwas für sich tut, kann aus eingefahrenen Gleisen erfolgreich ausbrechen und ein harmonischeres Leben führen. Vielleicht hat uns die Politik einen kleinen Anstoß gegeben in Richtung zu mehr Selbstverantwortung. Seit Einführung der Praxisgebühr, die Patienten bezahlen müssen, wenn sie zum Arzt gehen, ist die Zahl der Besuche drastisch zurückgegangen. Schön wäre es, wenn die Menschen nicht etwa notwendige Arztbesuche aufschieben, weil sie Geld sparen wollen, sondern wenn sie die Gebühr zum Anlass nehmen würden, sich selbst um ihre Gesundheit zu kümmern. Wer möglichst viel vorbeugend für Körper, Geist und Seele tut, der wird seltener zum Arzt gehen müssen. Und jeder Schritt in die Eigenverantwortung ist ein Schritt in die richtige Richtung.

Meditation

Die Möglichkeiten der Meditation gehen weit über die körperliche und seelische Entspannung hinaus, wie die verschiedenen Traditionen der Völker belegen. Entspannung ist sozusagen die Vorstufe und Voraussetzung für tiefer gehende Meditationen. Die für den westlichen Menschen wohl einfachste Form der Meditation ist die »Reise nach Innen« auf den Flügeln seiner Gedanken. Das ist zugleich auch einer der schnellsten Wege, um in tiefe Entspannung zu gelangen. Als das Gesellschafts- und Wirtschaftsmodell des Westens seinen Siegeszug im Osten antrat, kamen gleichsam im Gegenzug eine Fülle östlicher Meditationspraktiken zu uns. Während wir die Technik exportierten, brachten uns Gurus aus dem Osten ihre Lebensphilosophie und die verschiedensten Meditationswege mit, die bei uns allerdings schnell zur Meditationstechnik wurden.

Nach westlichem Verständnis ist mit der richtigen Technik so ziemlich alles zu bewältigen. Diese dem Osten an sich völlig fremde, rein funktionale Haltung kann der Meditation letztlich nie gerecht werden. Schließlich geht es ihr um die Mitte des ganzen Menschen. Allerdings wird eine konsequent betriebene Meditationspraxis ganz von selbst mit der Zeit auch die Lebenseinstellung beeinflussen.

Der Fortschritt hat die Menschen kaum glücklicher und zufriedener gemacht. Das wissen wir aus der modernen Glücksforschung, die Menschen verschiedenster Kulturen und Gesellschaften untersuchte und befragte, wann und wie glücklich sie sich fühlen. Dabei fiel schnell auf, dass die Höhe des erreichten Bruttosozialproduktes keinesfalls mit dem erreichten Glücksniveau korrelierte, sondern diesem eher umgekehrt proportional war. In einem Land wie Deutschland fühlen sich demnach die Menschen eher weniger glücklich als die Bewohner deutlich weniger entwickelter Länder. Wir müssen also feststellen, dass in unserem äußerlich so perfekten System etwas Wesentliches fehlt. Auch Spitzenvertreter der Industrie haben erkannt, dass die Aufgaben der Zukunft nicht allein von vernünftigen, hochintelligenten, aber emotionslosen Analytikern zu bewältigen sind. Deshalb tendieren Industriemanager zunehmend zu mehr psychologischer Selbsterfahrung bis hin zu Meditation, um wieder zu lernen, was jedes Kind noch kann: phantasieren und träumen, Visionen entwickeln, dem Augenblick entsprechen und ihn genießen. Das alles kommt dem Meditieren nahe. Mittels geführter Meditationen können wir uns diesen Bereichen relativ leicht nähern.

Die großen Durchbrüche und herausragenden Leistungen, die den Fortschritt mächtig vorangetrieben haben, entstammen oft nicht der männlich gepolten linken Gehirnhälfte mit ihren Analysen, sondern der eher weiblich orientierten rechten, die auf Intuition und ganzheitliches Erfassen von Mustern ausgerichtet ist. Den Seinen gibt's der Herr im Schlaf, sagt das Sprichwort, und ganz offensichtlich bedient Er sich dabei nicht des komplizierten Umweges über den Intellekt.

Die alte Medizin vertraute sehr häufig auf den Tempelschlaf, bei dem Asklepios, Hygieia oder Chiron, die Götter der Heilung, den Heilsuchenden im Traum erschienen und mitteilten, was ihnen zum Heil (sein) fehlte. In der antiken Medizin spielten die inneren (Traum)Bilder eine große Rolle. Richtig gedeutet, konnten die Ärzte damit oft in grundsätzlichen Lebensfragen helfen.

Vom französischen Staatsmann und Kardinal Richelieu ist bekannt, dass er sich vor allen wichtigen Entscheidungen eine Stunde aufs Ohr legte. Er verschloss es damit gegenüber der äußeren Welt und ihren Argumenten und hörte nach innen auf die Stimme des »großen Vorgesetzten«. Auch der Volksmund weiß, wie nützlich es ist, wichtige Entscheidungen noch einmal zu überschlafen. Und oft kommt man am nächsten Tag zu einer ganz anderen Entscheidung, als man sie durch langes Nachdenken getroffen hätte.

Inzwischen ist wissenschaftlich belegt, wie wichtig innere Bilder und Stimmen für uns sind. In Schlaflabors lässt sich experimentell zeigen, wie schnell wir seelisch erkranken, wenn wir nicht träumen. Nach einigen Nächten, in denen die Traumbilder unterdrückt wurden, begannen die Testpersonen, tagsüber bei offenen Augen zu träumen. Aus psychiatrischer Sicht erfüllt das bereits den Tatbestand einer optischen Halluzination, was psychoseverdächtig ist. Beginnen die Versuchspersonen Stimmen zu hören, die gar nicht da sind, spricht man von akustischen Halluzinationen, die ebenfalls in den psychiatrischen Bereich gehören. Kein Wunder, dass in einigen diktatorischen Ländern der Schlafentzug als Instrument der Folter eingesetzt wird.

Die inneren Bilder der Nacht sind also notwendig, um unser seelisches Leben im Gleichgewicht zu halten, ob wir sie nun bewusst erleben oder nicht. Dass viele Menschen heute nicht mehr wissen, was sie nachts geträumt haben, zeigt, wie weit wir uns von unserer weiblichen Seite mit ihren Seelenbildern entfernt haben. In unserer von männlichen Werten *dominierten* Welt scheint das »Fehlen« von Träumen aber kein Manko zu sein, weil wir übersehen, wie sehr damit auch unsere Kreativität bedroht ist. Wir haben uns so daran gewöhnt, ohne Visionen auszukommen, dass wir schon gar nicht mehr merken, wenn uns der Sinn verloren geht.

Die Erfahrungen archaischer Kulturen und die moderne Forschung zeigen uns die Macht und Notwendigkeit innerer Bilder und damit der weiblichen Seite. Das in den vergangenen Jahrzehnten immer deutlicher zunehmende Interesse an Meditation und spiritueller Philosophie bietet die Chance, in diesem so wichtigen Bereich wieder aufzuholen und zu einem ganzheitlichen Leben zu gelangen.

Die beiden grundsätzlichen Richtungen der Meditation

Wenn ein Weg schwer ist, lohnt es sich, ihn sich durch grundsätzlich richtige Entscheidungen von Anfang an so leicht wie möglich zu machen. Thaddäus Golas sagte, der Erleuchtung sei es egal, wie man sie erlange, und alles spricht dafür, dass er Recht hat. Insofern liegt es nahe, sich eine Art von Meditation auszusuchen, die zum eigenen Wesen passt. Nur dann wird man sie auch gerne und regelmäßig machen und nicht mehr auf sie verzichten wollen.

So wunderbar Zazen- oder Vipassana-Meditation ist – für westliche Menschen stellt sie hohe und für den Anfang oft zu hohe Anforderungen. Nach den in Jahrtausenden im Osten bewährten Vorstellungen des Yogasystems ist es sogar erst einmal gar nicht möglich zu meditieren, weil die Voraussetzungen bei weitem zu schwierig sind. Meditation setzt in diesem System definitionsgemäß einen sehr weit fortgeschrittenen Bewusstseinszustand voraus. Der Buddhismus dagegen bezeichnet schon jedes bewusste Bemühen auf dem Weg als Meditation und kommt dem westlichen Anfänger damit natürlich wesentlich mehr entgegen.

Die Schwierigkeiten beginnen schon bei der Grundforderung nach Gedankenfreiheit, die die meisten östlichen Meditationsrichtungen gemeinsam haben.

Damit überfordern sie einen erheblich, da es anfangs praktisch unmöglich ist, auch nur kurze Zeit ohne Gedanken zu sein. Das merken Sie bei einem einminütigen Meditationsversuch in Sachen Gedankenfreiheit. Wer denkt da nicht, er solle eigentlich nichts denken – was ja auch schon ein Gedanke ist.

Da es so extrem schwierig ist, gar keine Gedanken zu haben, wurden Systeme entwickelt, die uns mehr entgegenkommen, etwa die Mantren-Meditation. Dabei konzentriert man sich nur auf einen einzigen Gedanken, etwa einen Klang – wie zum Beispiel die (östliche) Ursilbe OM – und versucht nun, ganz bei diesem einen Laut zu bleiben. Auch das ist noch viel schwieriger, als man denkt. Erproben Sie dieses Meditationssystem, indem Sie versuchen, für nur eine Minute, bei Ihrem Lieblingsgedanken zu bleiben. Sogar dabei werden sich aller Wahrscheinlichkeit nach noch viele störende Gedanken einmischen.

Deutlich leichter wird das Ganze, wenn man eine Folge von Gedanken nimmt. Eine gute Übung ist, ein Vaterunser zu beten, ohne gedanklich abzuschweifen. Lassen Sie sich nicht entmutigen, wenn Sie auch daran scheitern. Die Übung zeigt, wie hoch der Anspruch ist, wirklich im Augenblick zu bleiben, ohne sich ablenken zu lassen. Sobald wir etwas, wie in diesem Fall die Gedanken selbst, als störend betrachten, kommen wir damit in Widerstand. Da aber Widerstand der größte Feind der Meditation ist, sollten wir ihn umgehen. Nun haben wir aber gesehen, dass wir Gedanken einfach nicht vermeiden können. Folglich bleibt nur ein Weg: Statt sie auszuschließen, müssten wir sie vielmehr in die Meditation einbinden. Dieser Weg führt direkt zur geführten Meditation, die innere Gedankenbilder mit einbezieht, die andere Systeme so vergeblich loszuwerden versuchen.

Geführte Meditation

Diese Art der Meditation kann auf eine ähnlich lange Tradition zurückblicken wie diejenige, die es mit Gedankenfreiheit versucht. Sie ist also, wie manchmal vermutet, kein Kunstprodukt der neueren Esoterikszene. Schon in den verschiedenen Mysterientraditionen der Antike, aber auch des frühen Ägyptens, führten die Hierophanten die Einzuweihenden mit Hilfe geführter Reisen in deren eigene Bilderwelt und bereiteten damit die notwendigen Entwicklungsschritte in den inneren Seelenlandschaften vor. Überall dort, wo so genannte Einweihungssarkophage eine Rolle spielten, machten die neu aufgenommenen Schüler, die so genannten *Neophyten*, ihre eigenen Bilderreisen. Letztlich war auch der bereits erwähnte Tempelschlaf auf die inneren Bilder angewiesen.

Aller Wahrscheinlichkeit nach waren Reisen nach innen in alten Zeiten ähnlich selbstverständlich wie heute äußere. In kaum einer Zeit dürften die Menschen so viel nach außen und so wenig nach innen gereist sein wie in der modernen. Wir fliegen lieber um die Welt, als uns auf die Reise ins eigene Ich zu begeben. Früher ging es nur selten hinaus in die Fremde, und wenn, waren es häufig Pilgerreisen, die ebenfalls inneres Erleben weit über äußeres stellten. Dieser so vertraute Umgang mit Reisen in die inneren Räume der Seele mit ihren Bildern und Symbolen war sicherlich der wesentliche Grund, warum die Menschen der Antike ohne Psychotherapeuten im heutigen Sinne auskommen konnten. Sie lebten noch aus einem lebendigen Zugang zu ihren eigenen Märchen und Mythen.

Während wir heute von Film- und Fernsehbildern geradezu überschwemmt werden und der Fernseher zur Dauerberieselung dient, hatten die Menschen der Antike nur wenige gut vertraute Bilder, die in direktem Zusammenhang zu ihrem Leben standen. Das Theater war damals noch ein Ereignis und vermittelte Seelenerfahrungen nicht zur Ablenkung, sondern im Gegenteil, um sie in Bezug zum eigenen Leben zu bringen. Deshalb war das antike Theater thematisch eng mit der Religion verbunden, und sein Besuch galt als Medizin. Es war als heilsam anerkannt, sich auf die von den Aufführungen ausgelösten Seelenbilder einzulassen. So ist es also kein Zufall, dass die analytischen Psychotherapierichtungen der Freud'schen und mehr noch der Jung'schen Schule so viele Anleihen beim Mythos nahmen, und dass immer mehr Therapien aus dem Dunstkreis der Humanistischen Psychologie sich der Arbeit mit inneren Bildern bedienen.

Die Zeitspanne, in der innere Bilder gering geschätzt wurden, ist insgesamt – gemessen an der Geschichte der Menschheit – nur sehr kurz. Für Plato und seine Zeit war es eine Selbstverständlichkeit, dass hinter jedem Ding eine Idee stand, aber auch Goethe begriff die Welt des Geschaffenen noch unwidersprochen als Gleichnis. Und selbst noch der Generation unserer Großeltern waren Märchen so wichtig, dass sie eine beherrschende Rolle spielten. Dass folgende Generationen diese zentrale Seelennahrung der Kindheit fast gestrichen haben, ist schade und hat für die Seele unabsehbare Folgen.

Geführte Meditationen sind also unserem westlichen Verständnis nahe und leicht zugänglich. Viele von uns haben in ihrer Kinderzeit schon eine Fülle solcher Reisen gemacht und viel Spaß dabei gehabt. An diese alten Erfahrungen können Sie gut anknüpfen und das Land der Phantasie auf diese spielerische Art wiederbeleben.

Ganzheitliche Gesundheit ist unser Thema, und eine ideale Verbindung dieses Bereichs mit den inneren Bildern ergibt sich, wenn man heilsame Vorstellungen mit inneren Organen verbindet. So kann man wundervoll in die »benutzten Muskeln lächeln«, was viele Übungen vertieft und befruchtet. Denken Sie einfach an die betroffenen Muskelpartien und zugleich an ein Lächeln.

Diese Übung lässt sich besonders gut auf den Herzmuskel anwenden. Wer beim Laufen oder Wandern in meditativer Weise seinem Herzen zulächelt, wird diesem einen unschätzbaren Dienst erweisen. Selbst noch nach außen wird diese Haltung des inneren Lächelns abfärben und andere anstecken, so dass sie einem lächelnd und offen begegnen. Freundlichkeit ist bekanntlich wie ein Bumerang und kommt immer wieder zu einem zurück.

So ist es nicht verwunderlich, dass das innere Lächeln nicht nur in vielen meiner geführten Meditationen, sondern auch in anderen Systemen gelehrt wird, wie etwa im Tao Yoga von Mantak Chia. Es kann den Einstieg und den Fortschritt gleichermaßen erleichtern und vertiefen.

Zu allen Zeiten gab es auch Herzensmeditationen, wie etwa das Herzensgebet der Ostkirche. In einfachster Weise kann man im Sinne einer Mantra-Meditation in seinem lächelnden Herzen Gedanken wiederholen und wird so beim Sitzen oder Laufen, beim Gehen oder Radfahren verschiedene, sich traumhaft ergänzende Aspekte inneren Wachstums vereinigen. Dieser Synergieeffekt führt zu noch viel besseren Ergebnissen, als wenn man die Einzelkomponenten nacheinander übt, denn das Ganze ist mehr als die Summe seiner Teile.

Ideal bei dieser einfachen Methode ist auch, dass sich neben dem Effekt der tiefen Entspannung bis hin zur Trance auch noch weitere gesunde Aspekte ergeben. So kann man seine Symptome auf diesem Weg angehen und Heilungsprozesse in Gang bringen und unterstützen.

Wer an hier nicht aufgeführten Symptomen und Krankheitsbildern leidet, kann sich diesen mit CDs nähern, die das Thema Heilung allgemein behandeln wie: Tiefenentspannung, Innerer Arzt, Heilungsrituale (2 CDs), Elementerituale (2 CDs), Partnerschaft, Naturmeditationen, Mandalas – Wege zur Mitte, Schwangerschaft und Geburt; Schattenarbeit und Visionen.

Atmen

Der Atem ist einer der wesentlichen Eckpfeiler unseres Wohlbefindens. Nicht umsonst spricht der Volksmund vom »langen Atem« und meint damit den Atem der Sieger. Also selbst im übertragenen Bereich steht der lange Atem für Überlegenheit und zeichnet die Gewinner im Spiel des Lebens aus. Wenn sich Menschen privat oder beruflich in die Haare bekommen, siegt der- oder diejenige mit dem »längeren Atem«.

Der Atem ist laut Schöpfungsgeschichte der Beginn des Lebens. Er kommt aus der Einheit, von Gott. Dieser musste dem aus der roten Erde, der Adama, geformten Tonkloß in Menschengestalt erst seinen göttlichen Odem einhauchen, damit Adam, der erste Mensch, zum Leben erwachte. Bis heute kann uns der Atem göttliche Erfahrungen ermöglichen, gerade weil er es ist, der so entschieden in die Polarität zwingt, kann er auch darüber hinaus führen bis in die Einheit oder doch in ihre Nähe.

Unser Leben in der Welt der Gegensätze spielt sich zwischen Ein- und Ausatmen ab, und unser Atemzentrum ist eine der ältesten Regionen des Hirnstammes.

Ein östlicher Mythos erklärt am Beispiel von drei Schicksalsgöttinnen die Bedeutung des Atems für die Länge unseres Lebens. Dort heißt es, die erste Göttin spinne den Lebensfaden, die zweite messe ihn zu, und die dritte schneide ihn schließlich durch und hole die Seele – sozusagen nach getaner Arbeit – wieder zurück. Das geschehe aber erst, wenn ihre Zeit gekommen oder die Zahl der zugeteilten Atemzüge verbraucht sei.

Dem entspricht die Erfahrung, dass diejenigen, die mit hängender Zunge hektisch durchs Leben hecheln, oft auch schnell damit fertig sind und früh sterben; wirklich ganz so, als hätten sie die ihnen zugeteilten Atemzüge zu rasch und überstürzt verbraucht und oft sogar vergeudet. Wer sein Maß oder das rechte Maß überschreitet, lebt gefährlich, das wissen wir. Wer dagegen im Laufe seines Lebens einen langen Atem entwickelt, der kann sich lang an dieser Lebens-Art erfreuen.

Aber Vorsicht: Wir dürfen aus dem eben Gesagten nicht einfach den Schluss ziehen, mit den Atemzügen hauszuhalten, um sie zu sparen und damit das Leben zu verlängern. Das würde zu einem zurückgenommenen Leben auf Sparflamme führen, das zwar möglicherweise etwas länger währte, aber um welchen Preis! Da würde es weder Sinn noch Spaß machen, alt zu werden. Um beim Beispiel der östlichen Schicksalsgöttinnen zu bleiben: Am besten wäre es, die Atemzüge zu verlängern und das Leben in seiner ganzen Länge und in vollen Zügen zu genießen.

Atmend ist der Mensch vom ersten bis zum letzten Zug an das Aus und Ein, das Auf und Ab der Polarität gebunden. Endgültig wieder frei werden davon kann er erst mit seinem Tod. Allerdings gibt es zwischendurch auch schon Möglichkeiten, für besondere Momente und einzigartige Augenblicke aus dem Spiel der Polarität auszusteigen. In solchen »Atempausen« kann es gelingen, für mehr oder weniger lange beziehungsweise meistens kurze Augenblicke höchsten Glücks sich über das polare Regime von Aus- und Einatmen zu erheben.

Subjektiv werden die Atempausen – die sich aus dem unten beschriebenen Prozess des »Verbundenen Atems« ergeben können – als sehr lang empfunden. Es ist ein Geschenk, ein Moment der Glückseligkeit, in dem wir mit uns im Reinen sind. Wenn der Atem steht, verlässt die Seele die gespannte Welt der Gegensätze und kann, ihrer Bestimmung gerecht werdend, Einheit mit allem erleben.

Der Verbundene Atem

Alle spirituellen Atemübungen zielen letztlich auf einen Zustand von Einssein, doch keine kann ihn so rasch ermöglichen wie der Verbundene Atem. Diese einfache Technik, die schon vor Jahrtausenden in Tibet bekannt war, tauchte in spirituellen Kreisen immer wieder auf.

Um die vorletzte Jahrhundertwende wurde sie im »Order of the Golden Dawn«, dem Orden der goldenen Dämmerung, angewandt, in dem unter anderen der irische Dichter William Butler Yeats Mitglied war, aber auch die große Esoterikerin Dion Fortune.

Verglichen mit dem normalen sparsamen Atem, handelt es sich beim *Verbundenen Atem* geradezu um eine Überschwemmung mit Lebensenergie. Während normales Atmen zum Überleben reicht, führt der »Verbundene Atem« zum Leben. Warum aber, so könnte man sich fragen, atmen wir nicht alle ständig den vollen Atem des Lebens und erleben uns und die Welt ekstatisch? Der Grund dürfte vor allem darin liegen, dass unser aller erster Atemzug, mit dem wir auf die Welt gekommen sind, so schmerzhaft war, dass wir unbewusst beschlossen haben, so etwas in Zukunft zu vermeiden. Noch bis vor wenigen Jahrzehnten wurde den Regeln der alten Geburtshilfe zufolge nämlich die noch pulsierende Nabelschnur sofort durchschnitten, so dass das Neugeborene nicht nur einen fürchterlichen Schmerz, sondern auch ein abruptes Erstickungsgefühl mit extremster Todesangst durchlitt. Das liegt daran, dass mit der Unterbrechung des Zustroms mütterlichen Blutes keinerlei weitere Lebensenergie zum Kind gelangen kann. Heute lässt man die Nabelschnur auspulsieren und gibt den Lungenflügeln Zeit, sich langsam und harmonisch zu entfalten. Von Panik gibt es so keine Spur. Unser erster von Todesangst begleiteter Atemzug dagegen war ein verzweifelter. Wenn im Anfang alles liegt, war das wirklich der denkbar schlechteste Beginn für das Leben in der Polarität.

Wenn der erste Atemzug so schmerzhaft war, dass er alle Freude am Atmen nahm, dann ist es besonders wichtig, dem Atem wieder zu seinem Recht und seinen Möglichkeiten zu verhelfen und ihn von dem frühen Trauma zu befreien. Hier bietet sich die Technik des »Verbundenen Atems« an, die in idealer Weise viele Vorteile verbindet. Dabei wird einerseits der aktive Einatem betont und verstärkt und andererseits auf Atempausen verzichtet. Ein- und Ausatmung fließen harmonisch ineinander, und darauf sollten wir uns so bewusst wie möglich konzentrieren. Durch diese Art des Atmens kommt es rasch zu einem Überfluss an Sauerstoff oder Prana, während die Stoffwechselschlacke Kohlendioxid in hohem Maß abgeatmet wird. Das führt zu einer drastischen Entsäuerung, denn Kohlendioxid (plus Wasser) ist ja nichts anderes als Kohlensäure. Wenn der Körper so viel Säure über den Atem verliert, wird sein Gewebe *natürlich* alkalischer.

So einfach die Technik des »Verbundenen Atems« erscheinen mag, so wirksam ist sie. Die durch das Weglassen der Atempausen entstehende Energieüberschwemmung führt dazu, dass Blockaden gelöst und Hindernisse im Energiefluss beseitigt werden. Stellen Sie sich ein altes Bewässerungssystem vor, dessen Gräben mit den Jahren des Nichtbenutzens verfallen sind, und plötzlich fließt wieder Wasser durch. So ähnlich dürfte die Situation in unserem körpereigenen feinstofflichen Energie-Bahn-System sein. Erst allmählich wird es von der Schulmedizin entdeckt, aber natürlich hat es schon immer existiert. Alten spirituellen Traditionen war es lange bekannt. Die chinesische Medizin spricht von besonderen Gefäßen wie dem Konzeptions- und dem Gouverneursgefäß und nennt diese Energieleitungen *Meridiane*.

Die indisch-ayurvedische Tradition spricht im gleichen Zusammenhang von *Nadis* und kennt in den Chakren entsprechende Energie-Ballungszentren. Allein dass es Namen dafür gibt, zeigt die Bedeutung dieses feinstofflichen Energie-Bahnen-Systems.

Die moderne Alternativmedizin kann inzwischen die Punkte auf den Meridianen, also die Akupunkturpunkte, sowohl mittels Hautwiderstand als auch über die Thermographie messen. Selbst die Chakren entziehen sich nicht länger der Messbarkeit ihres Energieniveaus, seit der österreichische Forscher Eggetsberger ihnen mit moderner Technik »zu Leibe« rückte. Die feinstoffliche Energie wurde auch im Westen beachtet und machte als *Orgon* oder *Od* von sich reden oder auch als *tierischer Magnetismus*. Im Osten fand sie jedoch bei weitem mehr Anerkennung und Beachtung und wurde als Chi oder

Ki-Energie bekannt, geschätzt und ihr freier Fluss zum Beispiel im T'ai Chi Ch'uan gefördert.

Wenn wir dieser Energie – wie beim »Verbundenen Atem« – die Chance geben, ihre Kraft stark genug aufzubauen, wird sie wieder und wieder gegen die ihren freien Fluss hindernden Barrieren und Blockaden branden, bis diese schließlich aufgeweicht sind und den Strom des Lebens ungehindert fließen lassen. Verdeutlichen wird das an einem Beispiel: Auch Wasser, das in ein altes, halb verschüttetes Bewässerungssystem geleitet würde, könnte aus seiner steten Kraft heraus das eigene Flussbett von Hindernissen befreien, indem es sie mit sich fortschwemmt. So ähnlich erleben wir wohl auch kleinere und größere Atembefreiungen, wenn wir zum Beispiel das verbundene Atmen üben und in Atemseminaren verbessern.

Neben den großen, im wahrsten Sinne des Wortes erhebenden Möglichkeiten hat der Atem noch eine ganze Reihe äußerst wichtiger Funktionen für die Gesundheit im Allgemeinen. Zuerst einmal versorgt er uns natürlich mit Sauerstoff, wenn nicht überhaupt mit Prana, was am ehesten mit Lebenskraft zu übersetzen wäre. Dadurch werden alle Verbrennungs- und Stoffwechselprozesse im Organismus angestoßen und in Gang gehalten. Ohne Atem geht gar nichts, kann Leben weder beginnen noch erhalten werden. Denken wir nur daran, wie schnell jemand erstickt, wohingegen wir lange ohne Flüssigkeit und noch länger ohne Nahrung existieren können. Zwar ist der Atem nicht alles, aber ohne ihn ist alles nichts.

Von hier lässt sich der Bogen zum Kapitel über Bewegung spannen. Bewegung macht nämlich im Hinblick auf die Gesundheit nur Sinn, wenn sie im so genannten *Sauerstoffgleichgewicht* passiert. Das heißt, der Organismus darf nicht mehr Sauerstoff verbrauchen als über den Atem hereinkommt, denn sonst geht der Körper eine Sauerstoffschuld ein. Er landet dann im Energiedefizit, und die Bewegung wird ungesund.

Der »Verbundene Atem« ist auch – wie schon erwähnt – eine wunderbare Möglichkeit der Entsäuerung, die all den anderen naturheilkundlichen Methoden – wie etwa der Einnahme von Basenpulvern – weit überlegen ist. Inzwischen leiden große Teile der Bevölkerung an Übersäuerung, wie übrigens auch die allermeisten unserer Nutz- und Schlachttiere.

Bereits eine zweistündige Sitzung mit dem Verbundenen Atem wird den Stoffwechsel in Richtung alkalisch-basisch umpolen. Für eine entsprechende Ernährungsumstellung ist das *natürlich* eine wirksame Unterstützung. Eine ganze Reihe der Symptome, die der Übersäuerung zugeschrieben werden, können mit dieser Therapie verschwinden. Zu denken wäre da etwa an unklare Schmerzsyndrome oder an all jene Erscheinungen, die früher von Ärzten als »vegetative Dystonie«, also Fehlspannungen im Eingeweidenervensystem, eingestuft wurden. Sie können von Blutdruckfehlregulationen bis hin zu Gelenk- und Weichteilbeschwerden reichen.

Allein durch seine Mechanik ist der Atem außerdem noch eine unschätzbare Hilfe beim Verdauungsprozess, denn das Zwerchfell wird bei tiefem Einatmen den ganzen Bauchraum nach unten drücken und so massieren. Damit wird die regelmäßige Entleerung des Dickdarms unterstützt. Wer unter Verstopfung leidet, sollte also auf jeden Fall zuerst richtiges Atmen lernen, bevor er zu Medikamenten greift.

Mit bewusstem Atmen erhalten wir die große Chance, uns energetisch aufzuladen, fit zu werden und das Leben zu genießen, ja sogar andere diesbezüglich mitzureißen. Am schnellsten und zugleich einfachsten geht das mit der Technik des *Verbundenen Atems*. Allerdings ist es wichtig, dass diese während der ersten drei bis vier Sitzungen unter Anleitung erfahrener Atemtherapeuten geübt wird. Seminare wie etwa »Energie und Kreativität« oder die höheren Seminare der *Archetypische Medizin*-Reihe bieten die Gelegenheit dazu. Im *Heil-Kunde-Zentrum* in Johanniskirchen werden außerdem regelmäßig entsprechende Atem-Wochenend-Kurse und auch Einzelsitzungen angeboten, außerdem gibt es inzwischen in vielen Städten des deutschsprachigen Raums von uns ausgebildete Atemtherapeuten. Je mehr Teilnehmer sich dabei zusammen auf die Atemreise machen, desto besser sind die Ergebnisse. Wenn mehr Menschen ihre Energie zusammengeben, sind die Schritte größer, die jede(r) Einzelne machen kann. In Großgruppen von bis zu 150 Teilnehmern war das besonders deutlich zu erleben. Aber auch hier gilt, dass jeder für sich herausfinden muss, was ihm gut tut. Wer sich in der Gruppe beobachtet fühlt und sich nicht fallen lassen kann, hat mehr davon, wenn er allein mit dem Therapeuten übt.

Aktive und passive Entspannungstipps

Das Schöne am Entspannen ist, dass wir es auf so unterschiedliche Weise tun können und sich jeder genau das aussuchen kann, was ihm Freude macht. Das bietet auch die beste Gewähr dafür, dass wir dabei bleiben und nicht nur eine lästige Pflicht darin sehen. Eine Methode der Entspannung, die sich auch gut mit der geführten Meditation kombinieren lässt, ist die *progressive Muskelrelaxation* nach Jacobsen. Bei diesen Übungen werden der Reihe nach alle Körperregionen bis zum äußersten angespannt und dann ganz bewusst wieder losgelassen. Nach der bewussten Höchstspannung kann man sich dann umso tiefer in die folgende Entspannung fallen lassen. Die progressive Muskelrelaxation ist ganz einfach zu erlernen, und das bewusste An- und Entspannen der einzelnen Regionen kann man auch allein ausprobieren.

Musik

Eine wundervolle Möglichkeit loszulassen, ist auch die Musikentspannung. Jeder weiß, wie positiv sich Musik und Rhythmus auf den menschlichen Organismus auswirken. Die aufmunternde, elektrisierende Wirkung von Rock und Pop, die beruhigende Wirkung von guter Meditationsmusik oder auch die harmonisierende Kraft von Sonaten und klassischen Symphonien ist bekannt. Während der aus dem schwarzen Rhythm and Blues stammende Rock 'n' Roll vor allem über das Becken den weiblichen Pol aktiviert und eine starke körperliche Betonung hat, zielt gute Meditationsmusik auf die Synchronisation beider Gehirnhälften. Klassik spricht den ganzen Menschen an, allerdings auch mit einer Betonung im seelisch-geistigen Bereich.

Da unser Organismus ein System von vielfältigen Schwingungen und Rhythmen ist, können ihn von außen kommende Rhythmen und Frequenzen zum Mitschwingen bringen. So erklärt sich auch unser Mitwippen, wenn uns Musik gefällt. Diese hat darüber hinaus auch die Eigenschaft, unser Gehirn so zu beeinflussen, dass der gesamte Organismus auf Aktivität oder Entspannung gepolt wird.

Wenn wir die richtige Musik wählen, sinkt die Gehirnaktivität, die über das so genannte EEG messbar ist und im normalen Tagesbewusstsein bei etwa 13 bis 30 Hertz liegt, auf eine Bandbreite zwischen acht und zwölf Hertz oder sogar noch tiefer. Wir nennen das *Alpha-Zustand*. Jede Absenkung in solche Bereiche bringt neben weiteren erwünschten Wirkungen körperliche Regeneration und mentale Entspannung mit sich: Wir kommen zur Ruhe. Sobald die Phase des aktiven Zuhörens zu Ende ist, beginnt eine Zeit des Lauschens und damit das zeitlose, nicht mehr vom Verstand kontrollierte Eintauchen in die Entspannung. Wenn wir entsprechende Musik hören, sollten wir am besten Kopfhörer aufsetzen, um uns vor äußeren Störungen zu schützen. Sie verbessern obendrein die Musikqualität und schaffen einen in sich geschlossenen Klangraum, in dem wir im Idealfall Zeit und Raum vergessen.

So genannte *Mind-machines* sollen die Entspannungseffekte noch verstärken. Sie sind allerdings sehr gewöhnungsbedürftig, und ihre anfangs verblüffenden Erfolge sind meist nicht nachhaltig. Deutlich tiefer geht die Wirkung von Klangwiegen, und die Entspannungsphase verlängert sich. Hier liegt der ganze Körper in einer Art Holzwiege, die außen mit Saiten bespannt ist. Ein Therapeut bringt die Saiten und die ganze Wiege sanft zum Schwingen – und versetzt damit auch den Körper in Schwingungen. Diese Methode ist leider sehr aufwendig und heute durch viel einfachere Schwingsysteme wie das noch zu erwähnende *Sleepy-System* zu ersetzen.

Der Schlaf

Die erste und beste Möglichkeit zur Entspannung bietet uns der Schlaf. Schade, dass wir ihn nicht mehr so pflegen, wie es früher üblich war. Dieses Dilemma wird am steigenden Konsum von Schlaf- und Beruhigungsmitteln deutlich. Selbst wenn diese Medikamente uns einschlafen lassen, ist der so erzwungene Schlaf bei weitem nicht so erholsam wie der natürliche. Dass wir den nur noch selten genießen können, liegt u.a. an der unnatürlichen Reizüberflutung, in der wir leben. Vielfach haben wir es geschafft, mit künstlichen Mitteln die Nacht zum Tage zu machen. Oder wir brechen mit dem Klingeln des Weckers die Zeit der Regeneration ab, bevor sie natürlicherweise beendet wäre. So betrachtet ist der Wecker eine sehr negative Erfindung. So ist auch der Schlaf längst nicht mehr, was er einmal war.

Inzwischen sind wir so weit, dass wir die Natur ignorieren und unsere Schlafrhythmen beliebig verschieben. Wir verlängern konsequent die aktive wache Zeit bis tief in die Nacht hinein und beenden den Schlaf stundenmäßig viel zu früh. So wird es oft schon heller Tag, bevor wir endlich aus den Federn kommen. Kaum jemand lebt noch mit dem Sonnenrhythmus, auf den unser ganzer Organismus in den Jahrmillionen der Evolution geeicht worden ist.

Erholungsdefizite durch zu wenig Schlaf, Schlaf zu falschen Zeiten und die Tatsache, dass der Schlaf, je nötiger wir ihn eigentlich bräuchten, desto oberflächlicher und seichter wird, machen immer mehr Menschen zu schaffen. Viele greifen in dieser Situation zu Pillen. Doch die versetzen eher in eine chemisch bewirkte »Bewusstlosigkeit«. Da ist es kein Wunder, dass wir am nächsten Tag nicht so leistungsfähig sind, wie wir gerne wären, sondern eher müde und kraftlos. Alle natürlichen und damit sinnvollen Regenerationsformen sind Teil des weiblichen Pols oder besitzen einen hohen Anteil an diesem. Am Beispiel Schlaf lassen sich diese Zusammenhänge gut erklären. Wir dürfen uns allerdings diesem Thema nicht mit der männlichen »Machermentalität« nähern. Das aktive »Machen« stößt hier an seine Grenzen. Ohne »Geschehenlassen« kommt nichts und vor allem kein Schlaf. Meditation, Regeneration und Schlaf haben gemeinsam, dass wir sie nicht machen können. Dafür haben wir es in der Hand, gute und günstige Rahmenbedingungen zu schaffen, die zulassen, dass Erholung mit hoher Wahrscheinlichkeit geschehen kann.

Schon während des Tages sorgt viel Bewegung an der frischen Luft für eine angenehme körperliche Müdigkeit. Nach einem frühen und vor allem leichten Abendessen sollten wir uns in einem bequemen Bett in einer beruhigenden Schlafzimmeratmosphäre zur Ruhe begeben. Außerdem sollten wir versuchen, auch innerlich zur Ruhe zu kommen, unsere Sorgen und Probleme loszulassen und uns auf die Ruhepause zu freuen. Das erhöht die Wahrscheinlichkeit eines guten gesunden Schlafes deutlich. Allerdings brauchen wir die notwendige Geduld, auf das Eintreffen eines gewünschten Effektes warten zu können. Wenn östliche Philosophien von der »Kunst des Nichtstuns« sprechen, ist wohl dieser bewusste Umgang mit dem regenerativen Pol gemeint und nicht, wie im Westen oft irrtümlich angenommen, platte Faulheit. Unsere Schwierigkeiten mit dem Geschehenlassen werden gerade beim Einschlafen deutlich. Wenn wir aber das Einschlafen und das Loslassen wieder lernen, finden wir auch eher zurück zu allgemeiner Entspannung oder entdecken die gute Möglichkeit, mit geführten Meditationen in den Schlaf zu sinken.

Eine wundervolle Möglichkeit, den Schlaf wieder genießen zu lernen, bietet die Wiedereinführung des Mittagsschlafes. Dies könnte heute umso leichter gelingen, als es inzwischen US-amerikanische Untersuchungen gibt, die aufzeigen, dass mittels Mittagsschlafes die ganze zweite Tageshälfte zu retten ist. Nur wer mittags ruht, kann am Nachmittag noch einmal mit einem ähnlichen Leistungsanstieg wie vormittags rechnen. US-Firmen sollen schon begonnen haben, Schlafsäle für die Belegschaft zu bauen. Noch wirksamer kann die mittägliche Entspannung allerdings mittels geführter Meditation sein.

Die sanfte Revolution des Schlafes

Das für die Regeneration so überaus wichtige Thema Schlaf könnte in naher Zukunft eine Revolution oder zumindest eine bahnbrechende Neuerung erleben, die ihren Weg über die Kinderschlafzimmer auch rasch in die der Eltern finden könnte. Die Lage ist prekär, denn Schlafprobleme werden immer massiver. Wahrscheinlich hängen sie damit zusammen, dass wir ein generelles Problem mit dem Thema Loslassen haben. 80 Prozent der erwachsenen Deutschen kennen Schlafprobleme aus eigener Erfahrung, und auch bei Kindern sind sie keine Seltenheit mehr, wie geplagte moderne Eltern wissen.

Manche fahren ihre Kleinen in erschöpfter Verzweiflung und zu vorgerückter Stunde um den Block, bis sie – vom Auto sanft gewiegt – endlich einschlafen. Dann heben sie sie vorsichtig und sacht wieder heraus, so ruhig es geht, und genau dabei wachen die Kinder oft wieder auf. Denn es war ja das sanfte Schaukeln, das sie in den Schlaf gewiegt hatte. Rührt sich nichts mehr, sind sie gleich wieder munter.

Wiegen heißt das Zaubermittel. Deshalb schaukeln alle Kinder so gern auf den Spielplätzen, deshalb lieben es Erwachsene, sich tanzend im Arm zu wiegen, in der Hollywoodschaukel zu entspannen oder auf Booten von sanften Wellen gewiegt zu werden. Das alles hat wohl damit zu tun, dass wir schon im Mutterleib im körperwarmen Fruchtwasser gewiegt wurden – von den Schritten unserer Mutter, aber auch von jedem ihrer Atemzüge.

Inzwischen gibt es unter dem Namen *Sleepy* ein System, mit dem sich Kinder selbst in den Schlaf wiegen können. Ihre Atemzüge werden dabei in sanfte Wiegebewegungen umgewandelt. Es genügt, vier Scheiben unter die Bettpfosten zu schieben, und das Schwingen kann beginnen. Dieses einfache System kann nicht nur Kinder, sondern auch Erwachsene in sanften Schlaf wiegen. Der stellt sich rascher ein, ist tiefer und wirkt erfrischender. Die schwingenden Scheiben des Sleepy[16] können ohne großen Aufwand für jene Regeneration in der Nacht sorgen, die uns heute so oft fehlt. Wer leichter einschläft, tiefer entspannt und nach kürzerer Zeit erfrischter erwacht, nutzt die Nacht besser und wird den Tag effektiver gestalten und ganz anders genießen. Die Nacht wird wieder zur Quelle von Energie und Regeneration, deren Ausschöpfung weder Zeit noch Mühe kostet.

Ich habe persönlich diese Erfahrung längst auf den im Heil-Kunde-Zentrum in Johanniskirchen seit über 15 Jahren verwendeten Therapiebetten machen können.

Qi Gong und T'ai Chi Ch'uan

Tief gehende Entspannung in der Bewegung bieten die östlichen Methoden des T'ai Chi Ch'uan und Qi Gong. Bei ihren fließenden, vom eigenen Körperrhythmus getragenen Bewegungsmustern ist Bewusstheit der entscheidende Punkt. Materiell orientierte Menschen, die nach dem leistungsorientierten Motto »viel hilft viel« an diese Übungen herangehen, übersehen deren wesentlichen meditativen Anteil. Hier liegt ein großer, vom Westen heute erst im Ansatz verstandener Schatz. Allerdings gibt es auch bereits die ersten Leistungssportler, die mit großem Erfolg Qi Gong üben. Das könnte für uns Hinweis und Anreiz zugleich sein.

Dass wir im Westen T'ai Chi Ch'uan anfangs *Schattenboxen* nannten, kam wohl daher, dass T'ai Chi Ch'uan die Grundform der östlichen Kampfeskunst darstellt. Allerdings handelt es sich hier nicht

---

16 Vgl. Adressen im Anhang

➤ *Special: Wellness*

Wasserentspannung

Ideal zum Entspannen ist körperwarmes Thermalwasser, wie sich in vielen Seminaren[17] gezeigt hat. Mit entsprechender Atemtechnik oder unterstützt von Schwimmflügeln an den Fesseln der Füße liegt der Körper stabil im Wasser, das genau seine Außentemperatur haben sollte. Sehr bald verliert man dann das Gefühl für seine Grenzen und gelangt zu einer tief gehenden Entspannung, die nicht selten in Einheitserfahrungen übergeht. Denn wo die Grenzwahrnehmung verschwindet, wird die Erfahrung grenzenlos und die Wahrnehmung allumfassend. Das aber sind bereits Zeichen des Gipfelerlebnisses, beziehungsweise der Einheitserfahrung.

Wird diese Wassermeditation noch durch Unterwassermusik gefördert und von in Wassertherapie geschulten Begleitern unterstützt, ist die Entspannung perfekt.

Sogar fürs Bewegungstraining ist Wasser ideal. Manche Menschen trainieren lieber im Schwimmbad als an Land, da so die Belastung der Gelenke minimal wird. Bei vielen Leuten kommt noch eine natürliche Freude am Wasser hinzu. Sie hat wohl damit zu tun, dass auch wir Menschen, wie alles Leben, aus dem Wasser kommen. In tiefer Meditation können sich einige an das körperwarme Fruchtwasser erinnern, in dem sie sich neun Monate auf dieses Leben vorbereiten konnten.

um westliche Kampftechniken, wie zum Beispiel das Boxen. Vielmehr setzt es gerade nicht einseitig auf den männlichen Pol, sondern versöhnt, wie in seinem Symbol schon deutlich ausgedrückt, beide

---

17 Urs Honauer, Wasser – die geheimnisvolle Energie für Gesundheit und Wohlbefinden, Hugendubel 1998

Pole der Wirklichkeit miteinander. Die Kraft wird dabei durch den ruhigen Fluss der Energie gelenkt.

Alle Aktivität geschieht aus der beruhigten Mitte, dem Hara, und die ganze Konzentration liegt in der jeweiligen Bewegung. Sie geschieht im Augenblick und ist nie auf einen etwaigen zukünftigen Sieg ausgerichtet. Der Weg ist das Ziel, diese östliche Weisheit gilt vor allem auch hier. Dass Siege dabei dann doch besonders leicht fallen, wird sozusagen billigend in Kauf genommen.

Sauna, Tepidarium und andere Wärmeanwendungen

Schon seit etwa 1930 ist die so genannte *finnische Sauna* bei uns bekannt. Doch das Wissen um die wohltuende und sogar heilende Wirkung von Wärmeanwendungen ist noch viel älter. Viele geschichtliche Überlieferungen und Abbildungen erzählen von hoch entwickelten Badekulturen. So wurden heiße Quellen zu Ritualplätzen, und im Römischen Weltreich trafen sich Bürger, Feldherren und Reisende gleichermaßen in eigens dafür errichteten Wärmehäusern, den so genannten Tepidarien. Das Tepidarium stand im Mittelpunkt des kulturellen und politischen Lebens. Es war ein Platz, an dem man aktuelle Neuigkeiten erfuhr und Konferenzen abhielt, aber es war auch gleichzeitig ein Platz der Reinigung und der Entspannung. Sehr ähnlich präsentiert sich auch der Hammam, die türkische Variante der Wärmeanwendung in feuchtwarmer Atmosphäre. Diese Art von Wohlfühloase findet inzwischen auch ihren Platz bei uns. In den Großstädten werden prächtige Hammams angeboten, und manche Hotels haben ihre eigene kleine Variante.

Der gewünschte Effekt der Entspannung und tiefen Regeneration sowie die Unterstützung des vegetativen Gleichgewichts sind in der Sauna nur möglich, wenn sich die Anwender an bestimmte Regeln halten und den Saunagang gleichsam zum Ritual werden lassen. Die hohe Umgebungstemperatur im Saunaraum sorgt dafür, dass dem darin liegenden Menschen warm wird. Die Körpertemperatur erhöht sich, Schweiß wird produziert. Ein Teil des Schweißes verdunstet auf der Hautoberfläche und sorgt somit für Kühlung.

Die Thermoregulation des Organismus ist gefordert, muss sie doch die Körperkerntemperatur in jedem Fall bei 37 Grad Celsius halten. Damit wir gut schwitzen, müssen wir abgetrocknet in die Sauna kommen. Nur eine trockene Hautoberfläche ermöglicht ein langsames Ansteigen der Körpertemperatur, ansonsten ist die Kreislaufbelastung viel zu hoch. Nach einem Wärmebad von acht bis zwölf Minuten, wobei man sich die letzten zwei Minuten aufsetzen sollte, ist der aktive Teil des Saunagangs zu Ende. Gegebenenfalls, aber nicht unbedingt zwingend, kann ein so genannter Aufguss den Abschluss bilden, der unseren Atemapparat befeuchtet. Es reicht, zwei bis drei Kellen frisches Wasser auf die Steine des Saunaofens zu gießen, wo sie dann schnell verdampfen. Inzwischen werden die verschiedensten Düfte und Zusätze für den Aufguss angeboten. Aber das ist gar nicht nötig und manchmal sogar schädlich.

Leider wurde speziell der Aufguss in jüngster Zeit auch immer mehr zu einer Demonstration von Härte, Durchhaltevermögen und Selbstbestätigung. Aktionen mit zwei und sogar drei Aufgüssen hintereinander, das Hinauszögern und Warten, bis der oder die Erste »schlapp macht«, belasten das Herz-Kreislauf-System und sind gefährlich. Auf diese Art kann der Blutdruck auf Spitzenwerte von über 200 klettern.

Nach dem Verlassen der Sauna beginnt die Abkühlphase, am besten mit einem Aufenthalt an der frischen Luft. Einige Minuten lang sollte man gemütlich gehen. Das ist besser als stehen. Beim anschließenden Kühlen mit Wasser gibt es eine Grundregel: Immer vom Lauwarmen zum Kalten und eventuell sehr Kalten gehen und immer von der Peripherie zum Zentrum des Körpers. Wenn Menschen kopfüber ins Kaltwasserbecken springen, ist das fast schon eine »Todsünde«. Große Blutmengen in der Haut werden so schockartig über das venöse System zum Herzen zurückgepresst und belasten es schwer. Dabei kann der systolische Blutdruck (der erste der beiden Werte) auf über 250 ansteigen. Aus diesem Grund hat es in der Sauna auch bereits Todesfälle gegeben. Das liegt aber nicht an dieser gesunden Wellness-Einrichtung, sondern ganz einfach am Fehlverhalten der Benutzer.

Bei richtig durchgeführten Kaltwasseranwendungen sollte nie der Atem stocken. Passiert das doch, war man einfach zu schnell. Jetzt sind gutes Trockenfrottieren des ganzen Körpers und reichliches Trinken angesagt, am besten von körperwarmem Wasser. Abnehmen kann man in der Sauna übrigens nicht: Der Gewichtsverlust nach dem Schwitzen ist ein reiner Wasserverlust, der nach einer Anwendung wieder ausgeglichen werden muss. Nichts zu trinken, weil die Waage jetzt vielleicht ein paar Pfund weniger anzeigt, kann lebensgefährlich werden, in jedem Fall aber ist es sehr ungesund.

Vielmehr sollten wir den Saunabesuch dazu nutzen, die Wasserreserven des Körpers zu überarbeiten, und zwar im Sinne von Reinigung und Ergänzung. Deshalb ist es empfehlenswert, wirklich gutes Wasser nachzufüllen. Dabei geht es weniger um dessen Inhaltsstoffe (von Mineralwasser ist eher abzuraten) als um seinen energetischen Zustand.[18]

Unterstützt durch das Abkühlen ändert sich die Reaktionslage im vegetativen Nervensystem unseres Organismus, und der »Gegenspieler« des Sympathikus, der Parasympathikus, gewinnt an Einfluss. Wer zu diesem Zeitpunkt noch kalte Füße hat, sollte am Ende der Saunagänge ansteigende Fußbäder oder Wechselduschen machen. Mit angenehm warmen Füßen steht einer tiefen Regenerationszeit nichts mehr im Wege. Nach jedem Saunagang sollten Sie sich eine Ruhezeit von mindestens 45 Minuten gönnen. Leider ist es in unserer schnelllebigen Zeit so, dass sich kaum noch einer diese drei Viertelstunden nimmt, um wirklich zur Ruhe zu kommen. Stattdessen machen die meisten lieber noch einen dritten Saunagang. Dabei sind ein bis zwei der eben beschriebenen Zyklen bereits ein hervorragen-

---

18 Viabol-Adresse siehe Anhang

der Ausgleich zu einem ereignisreichen Tag und sorgen für unser see-lisches Gleichgewicht. Wer mag, kann sich jetzt noch eine entspan-nende Massage gönnen.

Noch ein Tipp zur Häufigkeit: Wer es sich leisten kann, sollte ein- bis zweimal in der Woche in die Sauna gehen, denn damit kann er seiner Gesundheit merklich auf die Sprünge helfen. Vielleicht lohnt es sich ja sogar, im eigenen Keller eine Sauna einzubauen. Gerade im Winter ist das natürlich ein Vorteil, und so hält man den regelmäßi-gen Rhythmus auch besser durch.

Manche Menschen bevorzugen die Entspannung im *Dampfbad*. Man sollte sich aber nicht von der niedrigeren Temperatur (meist um die 50 Grad) täuschen lassen. Für den Körper ist das Dampfbad eine stärkere Belastung als die Sauna. Wegen der fehlenden Verduns-tungskälte kommt es nämlich zu einer stärkeren Erwärmung des Kör-pers.

In jeder Hinsicht sehr empfehlenswert ist der weibliche Gegenpol zur finnischen Sauna, die milde Wärmeanwendung in einem Tepidari-um. Hier wird die wohltuende Wirkung bereits bei Körpertempera-tur, also bei 37 Grad, erreicht. Bei um die 45 Grad geschieht die Aus-scheidung von Stoffwechselschlacken am leichtesten, bei etwa 55 Grad wird die Immunabwehr am besten gestärkt. Das Tepidarium ist eine Lauwarm-Kammer (lat. tepidus = lauwarm), wobei die Strah-lungswärme von Wänden, Fußböden und Bänken abstrahlt und den Körper langsam durchdringt. Durch die angenehm lange Wirkzeit der Wärme sind diese Anwendungen besonders gesund. Je nach persönlichem Wohlgefühl können Sie bis zu einer halben Stunde in den von 45 bis 55 Grad temperierten Räumen bleiben und sogar mehrere Stunden im Körpertemperaturraum. Die Tepidariumanwen-dung ist vor allem für stress- und rheumageplagte Menschen ideal. Und da es davon in unserer Zeit immer mehr gibt, werden die Tepi-darien wohl in Zukunft einen ziemlichen Siegeszug antreten. Über-all dort, wo tiefe Regeneration auf natürliche Art gefragt ist, kommt man an dieser Einrichtung nicht mehr vorbei. Auch im Spitzensport wird der heute noch kaum genutzte Effekt der Wärmekammer immer wichtiger werden, denn sie leistet auch einen wertvollen Beitrag zur schnelleren und besseren Regeneration bei körperlichen Ausnahmebelastungen.

Viele der für das Tepidarium angeführten Vorteile gelten mit Einschränkungen auch für die *Schwitzgrotten*, wie man sie in manchen Thermalbädern findet. Bei Temperaturen knapp über 50 Grad kann man länger verweilen als in der Sauna. Dennoch sind die Entspannungseffekte sowie auch die der Entschlackung ähnlich. Dabei ist die Herz-Kreislauf-Belastung deutlich geringer. Das wissen Menschen zu schätzen, die sich bisher aus diesem Grund nicht in die Sauna gewagt haben. Sie fühlen sich in einer Schwitzgrotte wohler.

Das Angebot im Wellness-Bereich wird im Übrigen immer größer. Es sind nicht nur die Thermalbäder, die mit riesigen Sauna- und Wohlfühllandschaften aufwarten, auch immer mehr Hotels bauen ihre Häuser zu Wellness-Tempeln aus. Am besten ist es, mit viel Feingefühl für den eigenen Organismus die verschiedenen Varianten auszuprobieren und das für sich Beste herauszufinden nach dem Bibelwort: »Alles versuchet und das Beste behaltet«. Wir sollten nur bedenken, dass wir uns auch in diesem Bereich vor Übertreibung und Überforderung schützen müssen. Nicht alles, was als segensreich angepriesen wird, tut uns persönlich gut.

Eine Neuerrungenschaft im Saunabereich, die erst durch einen drastischen Preissturz in jüngster Zeit aktuell geworden ist, ist die Infrarot-Kabine. Sie ist sowohl für den medizinischen als auch für den Fitnessbereich ein großer Gewinn, denn sie kombiniert viele Vorteile in einem einzigen. Der Durchwärmungseffekt geht in der *Infrarot-Kabine* wirklich durch und durch und dringt bis zu vier Zentimeter in die Tiefe. Das bedeutet, dass sich das Gewebe erwärmt und nicht nur oberflächlich die Haut. Die Infrarotwärmestrahlung entspricht weitestgehend der Strahlungswärme der Sonne. Deshalb ist sie wahrscheinlich auch so gut verträglich. Die erreichte Raumtemperatur ist dabei weniger wichtig, sie liegt unter 60 Grad.

Die tief gehende Durchwärmung, die beispielsweise alle wesentlichen Muskelpartien des Skelettbereichs einschließt, macht die Anwendung nach dem Sport besonders angenehm und ist sogar der eines Entmüdungsbades überlegen. Sogar schon vor dem Sport kommt sie als schnelle Aufwärmung der Muskulatur in Frage, wenn sie auch die Dehnungsübungen nicht wirklich ersetzt. Verschiedene wissenschaftliche Studien wiesen nach, dass der in der Infrarot-Kabine abgesonderte Schweiß eine große Anzahl an Schlacken und Schadstoffen enthält; das bedeutet, dass man tatsächlich von gezielter Entgiftung sprechen kann.

Auch die Medizin entdeckt immer häufiger den Nutzen der Infrarot-Kabine.

Im Rahmen von längeren Anwendungen, die über eine halbe Stunde hinausgehen, kann man damit nämlich eine so genannte *Hyperthermie* erzeugen, eine Art künstliches Fieber, welches häufig zu deutlichen Besserungen bei rheumatischen Krankheiten, aber auch bei Allergien und sogar bei Krebserkrankungen führt. Solche extremeren Anwendungen sollten allerdings nur unter ärztlicher Aufsicht und im Zusammenhang mit einer überwachten Therapie gemacht werden.

Privat kann die *Infrarot-Sauna* allerdings in einem Übergangsbereich der Medizin gut genutzt werden: Weil sie die Abwehrkräfte stärkt, hilft sie, Erkältungen vorzubeugen oder sie sogar abzufangen. Für eine Entschlackung der Haut und ihres Unterhautfettgewebes reicht schon die tägliche halbstündige Benutzung bei geringeren Temperaturen. Das schätzen vor allem Frauen, die sich mit Phänomenen wie der so genannten *Cellulitis* herumschlagen.

Die Infrarot-Kabine hat darüber hinaus den Vorteil, nur minimalen Raum zu beanspruchen (es gibt sie als Einzel- und Doppelkabine). Der Energieverbrauch ist sparsam, die Aufheizzeit entfällt. Die Preise der rein medizinischen Geräte (beispielsweise nach Ardenne) waren bisher allerdings zu hoch, um sie für den Privatbereich attraktiv zu machen. Durch Serienproduktion liegen sie nun aber im Bereich einer guten Sauna. Gerade bei Platzproblemen könnte sich hier eine Alternative zur üblichen Sauna ergeben.

Darauf sollten Sie achten!

So erholsam und aufbauend die Stunden in den beschriebenen Einrichtungen sind, auch beim Wärmebaden kann man Fehler machen. Wer die Gefahren kennt, geht ihnen aus dem Weg. Deshalb also nie

- saunieren mit vollem Magen,
- saunieren bei akuten fiebrigen Infektionen,
- nasses Eintreten in den Saunaraum,
- längeres aufrechtes Sitzen im Saunaraum. Es lässt große Blutmengen versacken und birgt Kollapsgefahr,
- zu hohe Luftfeuchtigkeit im Saunaraum (sollte unter 10 % liegen),
- unvorbereitetes Springen ins Tauchbecken. Das ist sogar lebensgefährlich!
- zu viele Saunagänge ohne Einhaltung der Ruhezeiten,
- zu wenig trinken. Gewichtsverlust durch Saunieren, der nicht durch Wasser- oder Teetrinken ausgeglichen wird, ist ungesund!

Ganzheitlich entspannen

Wunderbar lassen sich Tepidarien und Schwitzgrotten auch zu geführten Meditationen nutzen, da die sanfte Wärme die Entspannung und das Loslassen unterstützt, der Kreislauf gar nicht belastet und der Stoffwechsel nur milde angeregt wird. In der hoch geheizten Sauna ist Meditieren höchstens sehr Geübten möglich; die Finnen sind uns da voraus. Ihr Alltag spielt sich zum Teil in der Sauna ab, und sogar Kinder sind hier schon in der Hitze geboren worden.

Auch das Dehnen bringt im Tepidarium bessere Erfolge, da die Gewebe in der Wärme leichter nachgeben und sich die schöne, entspannende Umgebung auch ideal eignet, um loszulassen. Man hat auch nicht das Gefühl, etwas zu versäumen oder arbeiten zu müssen, sondern kann die sich zugestandene Zeit sogar gleich doppelt nutzen. Nicht zuletzt macht es mehr Spaß, einen warmen geschmeidigen Körper zu dehnen und zu spüren als einen kalten, der alle Energie selbst aufbringen muss. Die äußere Wärme ist hier also eine willkommene Unterstützung.

Jetzt fehlt nur noch die passende Musik, dann sind Entspannung und Regeneration perfekt. Sie sehen, ganz nach persönlichem Geschmack kann sich jeder ein wunderbares Entspannungsfeld aufbauen, das ihm hilft, Körper und Seele in Einklang zu bringen. Manchen ist dabei noch der richtige Duft wichtig. Die Möglichkeiten von Aromatherapie und Räucherungen lassen jede Wahl. Ein besonderer Hochgenuss ist eine Aromamassage in dieser warmen, geborgenen Umgebung.

Schlusswort

Bisher ging es in diesem ganzheitlichen Gesundheitsratgeber darum, was wir alles dafür tun können, damit wir uns wohl fühlen und in Harmonie von Körper und Geist leben. Bewegung, Ernährung, Entspannung und Atmung waren die Hauptkapitel. Aber lassen Sie mich zum Schluss noch einen Blick auf einen Bereich werfen, der einen immer höheren Stellenwert bei uns bekommt. »Anti-Aging« heißt das Stichwort, das inzwischen schon einen ganzen Industriezweig beschäftigt. Und die Frage lautet: Gibt es sichere Methoden gegen das Altern?

Mit dem Altwerden haben wir ein viel tieferes Problem, als auf den ersten Blick deutlich ist. Zwar wollen die meisten Menschen ziemlich alt werden, aber niemand will alt sein. Das aber führt zu einem grundsätzlichen Dilemma und macht viele unglücklich. Denn wenn alle etwas werden wollen, was dann niemand sein will, werden zum Schluss alle enttäuscht sein. Hier kommen zwei Grundprobleme zusammen und summieren sich zu einer Katastrophe. Zum einen haben wir solche Angst vor dem Sterben, dass wir es um jeden Preis vermeiden wollen und schon deshalb steinalt werden möchten. Auf der anderen Seite hat sich ein nie da gewesener Jugendkult entwickelt, der Menschen über 49 Jahren schon gar nicht mehr dazuzählt. Zumindest ist das bei den Werbekunden im Fernsehen so. Die schalten nur dann bezahlte Spots, wenn sie wissen, dass die jüngeren Zuschauer vor der Flimmerkiste sitzen.

Anti-Aging ist deshalb eine Devise, die nicht funktionieren kann, weil wir in Wirklichkeit eben doch alle uralt werden wollen. Nur soll es niemand merken. Doch das ist natürlich unvermeidbar. Das Alter zeigt sich überall – von den typischen Krankheitssymptomen angefangen bis hin zu den markanten Hauterscheinungen. Nicht alle können das mit Würde und Fassung tragen, viele stürzen sich in einen verbitterten Kampf gegen die sichtbare Alterung. Das beginnt bei gnadenlosem Fitnesstraining, das wenigstens nicht allzu gesundheitsschädigend ist, geht weiter über kosmetische Operationen und endet bei einer Fülle so genannter Wundermittel. Die reichen von Hormonen über Nahrungsergänzungsmittel bis hin zu völlig obskuren Wunderdrogen. Für die Industrie ist das ein Milliardengeschäft. Was die Hormone angeht, muss ich davor dringend warnen. Sie verbessern nämlich nicht das Leben, sondern können es sogar verkürzen, da sie – wie die neuesten großen Studien an über einer Million Frauen ergeben haben – das Krebsrisiko um gute 60 Prozent erhöhen. Nach dem Ergebnis der neuen Studien dürfte und müsste mit der Hormonersatztherapie Schluss sein. Die letzte große Untersuchung wurde sogar von der sie überwachenden Ethikkommission abgebrochen, weil dieser das (Krebs-) Risiko für die Gruppe der hormonschluckenden Frauen unzumutbar erschien.

Die Flut der Nahrungsergänzungsmittel findet sicher ihren Markt, aber sie sind – wie alle unabhängigen und größeren Fallstudien zeigen – unkontrolliert und wahllos genommen letztendlich wirkungslos. Irgendwelche Stoffe zu schlucken, von denen Hersteller und Vertreiber Wunderwirkungen versprechen, ist ein naives und unwirksames Konzept, auch wenn es mit noch so viel Elan vertreten und vertrieben wird. Mit welchen psychologischen Tricks gearbeitet wird, zeigt ein Beispiel: Ein Amerikaner vertritt mit Millionen Werbeaufwand sein Vitaminkonzept und behauptet frech, eine Mafia aus Pharmaindustrie und gekauften Politikern verhindere den weltweiten Durchbruch. Die Argumentation ist reißerisch und kann Menschen, die – oft mit Recht – Großkonzernen und Politikern skeptisch gegenüberstehen, nicht selten zu dieser »kleinen« Investition verführen. Die Argumente, warum die Pillen helfen sollen, sind bei genauerer Betrachtung lächerlich.

Es wird behauptet, Tiere bekämen nie einen Herzinfarkt, weil sie selbst die notwendigen Vitamine produzieren könnten. Menschen könnten das nicht und sollten deshalb diese Vitamine einnehmen, um sich so nicht nur vor Infarkten, sondern gleich noch allen anderen bösen Krankheitsbildern dieser Welt zu schützen. Das ist nicht nur naiv gedacht, sondern auch falsch. Wenn man Tiere nämlich so hält, wie Menschen heute oft leben, bekommen sie sehr wohl Herzinfarkte! Jene Hochleistungsschweine, die, mit einer zusätzlichen Rippe ausgestattet, den bäuerlichen Gewinn steigern sollten, verweigerten das, indem sie den Herztod starben. Man braucht nur zu versuchen, Zebras zu reiten, dann sterben auch sie an Herzproblemen. Ansonsten stimmen die Behauptungen: Tiere produzieren selbst viele notwendige Vitamine, Menschen können das auch, aber nicht im ausreichenden Maß.

Der Schluss, Vitamintabletten könnten Infarkte vermeiden, ist dennoch gar nicht logisch. Genauso gut und mit mehr Recht könnte man behaupten, Krokodile hätten einen Hornpanzer und niemals Geldprobleme. Daraus zu schließen, man müsse sich nur Krokohandtaschen umzuhängen, um Geldprobleme zu lösen, ist aber offensichtlich dumm.

Mich haben vor allem jene Witwen nachdenklich gemacht, die von mir wissen wollten, warum ihre Männer trotz der regelmäßigen Einnahme der entsprechenden Vitamine so früh sterben mussten. Wer nur Vitamine schluckt und damit glaubt, genug für sich und seine Gesundheit getan zu haben, der geht einen gefährlichen Weg. Wer sich dagegen regelmäßig im Sauerstoffgleichgewicht bewegt, sich sinnvoll ernährt und für ausreichende Entspannung und erholsamen Schlaf sorgt, der ist auf einem ungleich besseren Weg. Wenn er zusätzlich Vitamine schlucken will, soll er das tun. Es ist ungefährlich und unterstützt wenigstens einen cleveren Geschäftsmann.

Rezepte für ein langes vitales Leben

Um wirklich alt zu werden, gibt es einige Rezepte, die leicht und obendrein billig zu verwirklichen sind. Dass die bei uns aber nicht der große Renner sind, liegt daran, dass sie in Bereiche führen, die heute alles andere als populär sind. Und mit dem üblichen Anti-

Aging-Konzept haben sie gar nichts zu tun. Denn auch wenn man über 2000 Dollar im Monat in Nahrungsergänzungsprodukte steckt – wie es viele US-Amerikaner längst tun – wird man dadurch um keinen Tag älter, sondern nur ärmer.

Einschlägige Untersuchungen brachten auf der Suche nach dem langen Leben fast das genaue Gegenteil des »american way of life« ans Licht. Als man nämlich in den USA, der alten UdSSR und in Japan die 100-Jährigen des jeweiligen Landes auf mögliche Geheimrezepte untersuchte, kamen die Forscher zu einem deprimierenden Ergebnis: Es handelte sich fast ausschließlich um arme Menschen, die ein Leben lang einfach und wenig gegessen hatten. Eine Eiweiß- beziehungsweise Fleischmast, wie sie in den Ländern der so genannten ersten Welt üblich geworden ist, konnten sie sich – auf Grund ihrer Armut – gar nicht leisten. Auch der bei uns übliche Überfluss an Fett war für sie schlicht und einfach unerschwinglich. Sie aßen Mahlzeiten, die auf einfachem Getreide – und damit Kohlenhydraten – basierten. Alles andere wäre zu teuer geworden. Manche hatten sogar so wenig zum Leben, dass sie meist im Frühjahr zeitweise fasten mussten. Auch wenn es lediglich aus Not geschah, so aßen die meisten der 100-Jährigen ausgesprochen artgerecht und vor allem mäßig, für teure Delikatessen und Raffinessen fehlte ihnen in der Regel das Geld.

Auffällig häufig waren arme Imker unter den sehr alt gewordenen Menschen. Sie verkauften den geschleuderten Honig und behielten für sich lediglich die mit Pollen und Propolis verunreinigten Waben, die sie auskauten. Heute muss man davon ausgehen, dass sie damit unbewusst das Beste für ihre Gesundheit taten. Denn so bekamen sie die wertvollsten Stoffe aus dem Bienenhaus, die heute zum Beispiel in Form der Viabol-Kur[19] ihren Stellenwert für die Gesundheit eindrucksvoll untermauern.

Den Zusammenhang von Wohlstand und Lebenserwartung kennen wir inzwischen auch aus der umgekehrten Perspektive. Statistiken

---

19 Viabol-Adresse siehe Anhang

haben nämlich ergeben, dass reichere Menschen, die mehr als 50 000 Euro pro Jahr verdienen, durchschnittlich fast zwei Jahre früher sterben als ihre ärmeren Mitbürger. Wahrscheinlich verbrauchen die Bessergestellten mehr Lebenskraft beim Geldverdienen und vielleicht auch anschließend bei dessen Bewachung, und vor allem können sie sich wohl viel zu viel zu üppiges Essen leisten.

Untersuchungen von Leon Chaitov brachten ans Licht, dass Versuchstiere, die mit typischem US-Junkfood gefüttert wurden, dadurch etwa ein Viertel ihrer Lebenszeit einbüßten, während artgerecht und mäßig gefütterte Tiere ihre Lebenszeit um ein ganzes Drittel verlängern konnten. Diese Versuchsergebnisse sind – wie alle Tierversuche – natürlich nicht eins zu eins auf Menschen übertragbar. Aber sie zeigen doch die Richtung auf, die wir gehen müssten, um unsere Lebenserwartung wirklich zu steigern. Dabei hätte vor allem eine art- und typgerechte Ernährung, die obendrein vollwertig ist, große Vorteile: Sie verbessert neben der Quantität auch entscheidend die Qualität des Lebens.

Wir können aber noch viele weitere Pluspunkte sammeln: zum Beispiel, indem wir ausreichend trinken. Wasserreiches Gewebe hat allein schon den Vorteil, dass die Haut praller wird und wir damit viel jünger erscheinen. Als Kinder hatten wir noch ganz natürlich wasserreiches Gewebe und sahen entsprechend vital und knackig aus. Wenn wir im Laufe des Lebens trockener werden – und nicht nur hinter den Ohren – betrifft das alle Gewebe, und eben auch die Haut. Machen Sie den Test: Wenn von der Unterlage abgehobene Hautfalten einen Moment stehen bleiben, ist das ein Zeichen abnehmenden Wassergehaltes und geringerer Elastizität. Zwar lässt sich dieser Vorgang auch durch literweises Wassertrinken nicht wirklich umkehren, aber man kann diese vorzeitigen Alterszeichen auf der Haut immerhin hinauszögern[20]. Gleichzeitig lernen wir dabei, auf unseren Wasserhaushalt zu achten. Denn im Alter, wenn wir kaum noch

---

20 siehe »Fasten Sie sich gesund«

Durst verspüren, ist die Gefahr des Austrocknens groß. Kaum zu glauben und noch schwerer zu ertragen, dass es während der so genannten Jahrhundertdürre im Sommer 2003 allein in Frankreich über 10 000 Todesopfer durch die Hitze gab. Sie sind letztlich verdurstet. Denn wer als junger Mensch nicht lernt, genügend Wasser zu trinken, lernt es als alter nimmer mehr. Austrocknungsgefahr ist mit ein Grund dafür, dass manche Menschen auf Pflegestationen oder gar in der Psychiatrie landen. Wenn wir nicht genügend Flüssigkeit zu uns nehmen, arbeitet auch unser Gehirn nicht mehr richtig. Verwirrten alten Menschen fehlt es manchmal aber nicht am Verstand, sondern schlicht und einfach nur an der nötigen Flüssigkeit. Gerade Alleinlebende vergessen das Trinken manchmal regelrecht. Nehmen sie dann noch aus anderen medizinischen Gründen wie bei Bluthochdruck entwässernde Tabletten, ist das Unglück schnell geschehen. Jugend kann Sünden gegen die eigene Gesundheit noch kompensieren, das Alter nicht mehr. Es lohnt sich also, auf allen Ebenen im Fluss zu bleiben.

Ein weiterer Baustein zu einem langen vitalen Leben liegt darin, den eigenen Atem zu verlängern. Wie das geht, habe ich im Kapitel über den Atem angedeutet. Der *Verbundene Atem* kann, wenn er immer wieder ganz bewusst eingesetzt wird, zu einem wahren Lebenselixier werden. Dem Körper kommen die Abfuhr von Säure und Stoffwechselschlacken und die Zufuhr der Lebenskraft Prana enorm zugute, und die Seele wird neue Leichtigkeit spüren.

Auch tiefe Entspannung und ein guter erholsamer Schlaf gehören zum Geheimnis jener Menschen, die auf ein langes Leben in guter Verfassung zurückblicken können. Wer Probleme mit dem Schlafen hat, könnte das beschriebene Sleepy-System nutzen und obendrein den Mittagsschlaf einführen, der mittels dieses Schwingsystems noch ungleich beglückender und erhebender wird. Wer schon in jungen Jahren mittags ein kurzes, erholsames Nickerchen macht, kann daraus Kraft für den weiteren Tag und, wenn er es regelmäßig macht, auch für sein weiteres Leben schöpfen.

Die Oberstufe wirksamer Vitalisierung und Lebensverlängerung

Richtige Ernährung, Bewegung und Entspannung sind Grundlagen eines langen vitalen Lebens. Und das Schönste daran: Wir haben diese Möglichkeiten jederzeit selbst in der Hand. Darauf könnten und müssten sich allerdings noch seelische und geistige Schritte aufbauen. Offensichtlich ist, dass Menschen, die noch Ziele haben, die ihnen am Herzen liegen und die sie unbedingt verwirklichen wollen, die mit spürbarem Engagement im Leben stehen und und es bewusst gestalten, sich wohler und vitaler fühlen und entsprechend jünger wirken – sofern sie den Bogen nicht überspannen. Dabei ist es auf den ersten Blick offenbar gar nicht so wichtig, welche Ziele wir vor Augen haben. Selbst materielle Wünsche wie der nach einem schönen Haus oder einer weiten Reise können diesen Effekt bewirken, auch wenn seelische oder gar spirituelle Ziele natürlich noch wirksamer sind. Unerfüllter und vor allem ungebrochener Ehrgeiz ist also ein Faktor, der jung erhält – allerdings nur, wenn er nicht übertrieben wird.

Ja und dann ist da noch die Liebe. Dass Verliebte aufblühen, ist unübersehbar. Und das gilt glücklicherweise in jedem Alter. Aber wenn sich kein passender Partner findet? Dann könnte man sich natürlich auch in Projekte und sogar in das Leben selbst verlieben. Sie selbst werden diesen Effekt spüren, und die Menschen um Sie herum bemerken Ihre positive Veränderung und empfinden Sie als jung und vor innerer Begeisterung strahlend.

Allerdings liegt auch hier wieder die Gefahr in der Übertreibung. Wer zwanghaft von einer Verliebtheit in die nächste flieht, wird seine Lebenskräfte sogar früher verbrauchen und das auch nach außen spiegeln. Dasselbe passiert, wenn aus Ehrgeiz unstillbare Gier wird und die Lebenskraft im Kampf um materielle Schätze oder Ruhm verschwendet wird.

Schließlich gibt es noch einen weiteren, unerhört viel versprechenden Weg, vorzeitiges Altern zu verhindern und lange fit zu bleiben.

Aber der ist ungleich schwerer zu gehen als die bisher genannten. In ihm liegen das eigentliche Geheimnis und die Quelle tiefer Zufriedenheit und ruhigen Glückes. Alle Anzeichen weisen nämlich darauf hin, dass ein einfaches Leben dasselbe deutlich verlängern, vertiefen und verbessern kann. Eine einfache Lebensführung, die alle Bereiche mit einbezieht, das klingt so einfach. Sie bleibt in unserem komplizierten modernen Leben für die allermeisten Menschen ein schwer erfüllbarer Traum. Zwar wollen viele gerne so leben, aber sie finden in der komplexen Lebens- und Arbeitswelt nicht den Weg dorthin. Hilfe wird inzwischen angeboten in Büchern, die es sogar bis auf Bestsellerlisten geschafft haben, und uns auffordern, die täglichen Lebenszusammenhänge zu vereinfachen. Nicht nur die Wohnung, sondern auch gleich den Alltag mit zu entrümpeln, wird von Feng-Shui-Experten empfohlen. Wem das gelingt, der fühlt sich jedenfalls wohler. Schon das Gefühl eines aufgeräumten Schreibtisches kann uns das vermitteln. Um wie viel belebender wird da das Gefühl eines aufgeräumten Alltags und Lebens wirken. Viele Menschen haben das erlebt, die zum Beispiel mit einer Woche »Fasten – Schweigen – Meditieren« oder einer Psychotherapie wie der vierwöchigen Krankheitsbilder-Therapie in ihrem Leben aufgeräumt haben, um anschließend wirklich mehr im Hier und Jetzt zu leben. Wer loslassen kann von seiner Vergangenheit, weil er sie einer Revision unterzogen und mit einer ehrlichen Bilanz abgeschlossen hat, der wird sich wie neugeboren fühlen und offen für den Zauber einer unbelasteten Gegenwart sein.

In einem seiner ersten Bücher erzählt Carlos Castaneda, wie sein schamanischer Lehrer Don Juan ihm die Kunst der Unerreichbarkeit ans Herz legt. Wenn wir nicht immer sozusagen auf dem Sprung wären, wenn wir uns Rückzugsmöglichkeiten erlaubten und Zeiten ganz für uns allein – dann könnten wir viel eher in Frieden leben und unsere Lebensenergie besser und leichter erhalten. Aber das ist im Handyzeitalter gar nicht so einfach. Wer das Gerät abschaltet, ist auch schnell abgeschrieben. Und wer heute im Berufsleben nicht ständig erreichbar ist, gilt schon nicht mehr als professionell. Aber wenn es im Beruf nicht geht, so sollten wir wenigstens unsere Freizeit anders organisieren und Zeiten der Unerreichbarkeit einplanen. Der Versuch lohnt sich auf jeden Fall, die Lebensführung zu vereinfachen und mehr bei sich anzukommen. In verschiedenen Seminaren habe ich erlebt, wie Menschen aufblühen, wenn sie sich von den aufwändigen und anspruchsvollen Kompliziertheiten lösen und sich einem in vieler Hinsicht bescheidenen Leben zuwenden. Vier Fastenkurse machen mir jedes Jahr von neuem deutlich, wie gut es Menschen tut, wenn sie einmal auf körperlicher, seelischer und geistiger Ebene loslassen. Der Charme der Einfachheit ist für diejenigen, die ihn noch nicht kennen, überwältigend. Weniger kann so viel mehr sein!

Wer einmal gelernt hat, sich auch über all das zu freuen, was er nicht, oder noch besser nicht mehr, braucht, genießt einen Bummel durch die Stadt auf ganz eigene Art. Nichts zu brauchen ist ein wundervolles Gefühl. Sagt es uns doch, dass wir alles haben, was wir brauchen. Wer glaubt, Glück mache aus, alles zu bekommen, was man wolle, der wird dieses Ziel nie erreichen. Wer aber erkennt, dass er nur alles zu wollen braucht, was er bekommt, ist bereits am Ziel und glücklich. Glück können wir nicht machen, aber wir können es geschehen lassen. Oft brauchen wir dazu nur aufzuhören mit all dem Machen, und das Glück stellt sich von ganz allein ein.

Mögliche Modelle für eine gesunde Zukunft

Wer gesund werden und sich gesund erhalten will, muss wohl in Zukunft mehr denn je auf Eigenverantwortung setzen. Denn wer sich auf den Staat und »das System« verlässt, wird zunehmend verlassen sein, weil die entsprechenden Kassen bereits zu sehr geplündert sind. Selbst wenn der Wille bestünde, die Weichen in Richtung echter Vorbeugung, sanfter Medizin und ganzheitlicher Gesundheit zu stellen, lägen hier also nur geringe Chancen. Abgesehen davon wird diese Absicht in der in Deutschland anvisierten Gesundheitsreform nicht einmal im Ansatz sichtbar, es geht immer nur um Kosteneinsparung und Verwaltung der eingetretenen Elendssituation. Natürlich kostet umfassende Gesundung Geld, wenn sie auch auf die Dauer die billigste Variante wäre und enorme Kosten sparen könnte.

Immerhin gibt es Ansätze, die hoffen lassen, dass sich auch für anspruchsvolle Gesundheitssicherung in Zukunft Konzepte verwirklichen lassen.

Die österreichische Gesundheits-Versicherung Merkur, die anbietet, das Spitzenprodukt der Evolution, den Menschen, rundum zu versichern, hat hier Zeichen gesetzt und könnte zu einem Modell auch für andere Länder werden. In der Schweiz gibt es immerhin entsprechende Ideen, in Deutschland werden die Versicherungen im Augenblick leider sogar noch durch staatliche Gängelung daran gehindert, sich des Gesamtkunstwerkes Mensch angemessen anzunehmen.

Die Merkur demonstriert eindrucksvoll, dass es durchaus möglich ist, neben der ganzen Palette an Schulmedizin auch die sanfte Medizin mitzuversichern unter Einschluss der altbewährten Methoden wie der Homöopathie bis hin zu solch modernen Ergänzungen wie der Bioresonanztherapie. Dort werden nicht nur in weiser Voraussicht Raucherentwöhnungen bezahlt, sondern sogar die Untersuchung von Wohnungen auf Störfelder und Wasseradern. Man kann seine Ernährungs- und Bewegungsgewohnheiten von Fachleuten analysieren lassen und Pläne für eine gesündere Zukunft zusammen mit Fachleuten schmieden. Auch Aufenthalte in ausgewählten Gesundheitshotels darf man in Anspruch nehmen. Selbst der Versuch Lebensfreude als Krankheitsprophylaxe ins Spiel zu bringen, hat sich hier bewährt.

Vorsorge ist zur Abwechslung einmal nicht nur ein Synonym für Krebsfrüherkennung, sondern es werden u.a. Muskelfunktionstests angeboten und Herz-Kreislauf-Checks sowie individuelle Programme für entsprechenden Aufbau zusammen mit einem so genannten Vitalogramm-Arzt erarbeitet. Auch die Seele wird in dem so genannten Mentalogramm-Programm einbezogen, was zur Abklärung und

Beratung in Punkten wie Partnerschaft, Beziehung zur Arbeit, Frei-
zeitgestaltung und eben auch Sinnfindung führt. Dass eine Versiche-
rung, die der Sinnfindung im Leben Gewicht beimisst, nicht mehr als
Krankenversicherung firmieren will, ist ebenso logisch wie erfreulich.
Für mich als Arzt hat die hier skizzierte Gesundheits-Versicherung
vor allem auch den unschätzbaren Vorteil, dass so wieder Ärzte dafür bezahlt werden, dass sie Patienten gesund erhalten. Im gängigen
System profitieren die Mediziner – ob sie wollen oder nicht – davon,
wenn ihre Patienten krank bleiben. In den Zukunftsvorstellungen der
Merkur könnte der Arzt – fast im Sinne der alten chinesischen Tradition – wieder zum Anwalt der Gesundheit werden, auch wenn man
derlei dann heute eher als Gesundheitsmanager bezeichnen würde.
Immerhin würden 70 % der Versicherten solch einen Arzt als Ge-
sundheitsanwalt begrüßen.
Auf die Dauer hinterlässt ein dermaßen krankes System wie das bis-
herige, auch wenn es sich noch immer frech Gesundheitswesen
nennt, unerfreuliche Spuren nicht nur in Körper und Seele von Patienten, sondern auch in der von Ärzten. Auf beiden Ebenen ist dringend Abhilfe geboten. Aus jahrelanger Erfahrung mit der Ausbildung
zur »Archetypischen Medizin« kenne ich den Effekt, wenn ein persönlich gesundeter Arzt wieder Freude an seiner Arbeit findet und
Patienten in ihrem Bestreben unterstützt, ihre Gesundheit zu erhalten und weiter zu verbessern.
Auf Dauer liegt – meines Erachtens – unsere einzige Chance darin,
Gesundheit primär zu erhalten und zu genießen. Sich an diesem Prozess zu beteiligen, macht zum Glück großen Spaß, und darin liegt
wiederum die Chance, dass er sich langfristig durchsetzen könnte.
Ich wünsche mir und hoffe, dass dieses Programm dabei helfen wird,
ansteckende Gesundheit zu verbreiten.

Anhang

Adressen

Therapien:

**Heil-Kunde-Zentrum
Dahlke Johanniskirchen**
Schornbach 22
D-84381 Johanniskirchen
Telefon 0049(0)85 64/819
Telefax 0049(0)85 64/14 29
www.dahlke-heilkundezentrum.de
eMail hkz-dahlke@t-online.de

Seminare, Ausbildungen und Kreuzfahrten:

Seminarorganisation
Dr. Ruediger Dahlke
Heil-Kunde-Institut Graz
Oberberg 92, A-8151 Hitzendorf
Telefon 0043(0)316/71 98 885
Telefax 0043(0)316/71 98 886
www.dahlke.at
eMail info@dahlke.at

Firmen:

Nahrung nach TCM
Sunrider-Bezugsquelle und -
Beratung
Bodybalance – Martin Steurer:

A-6971 Hard am Bodensee,
Hofsteigstraße 21,
Tel. und Fax 0043/5 57 74/7 62 35
E-Mail: martin.steurer@vol.at

Entsäuerung:
Orgon-Produkte, Haar-Institut
Vonach,
A-6900 Bregenz,
Arlbergstraße 118,
Tel. 0043/55 74/6 19 00,
Fax 0043/55 74/6 19 00-6
E-Mail: Werner.vonach@vol.at

Wasser
Wasser-Filtersysteme:
Sanacell Gesundheits-Netzwerk
GmbH,
D-14057 Berlin, Dovestraße 1,
Tel 0049/30/3098 06 70,
Fax 0049/30/3 98 06 719,
E-Mail: info@sanacell.de

Sauerstoff-Anreicherung des
Wassers:
Waterhouse – Dieter Schmidt,
D-27777 Ganderkesee,
Industriepark 4a,
Tel. 0049/42 22/9 31 60

Kreislaufgerät (Fußbadewanne)
und Purwater-Wasser-Filter:
Firma Schiele Bäderfabrik,
D-25462 Rellingen,
Industriestraße 16b,
Tel. 0049/41 01/3 42 39
und 37 15 95,
Fax 0049/41 01/3 34 68

Grander-Wasserbelebung:
Michael Triefenbach,
D-81929 München, Jankstraße10,
Tel. 0049/89/61 33 802,
Fax 0049/89/61 33 11 48 oder
Rudolf Roither (UVO),
A-4872 Neukirchen, Lichtenegg 17,
Tel. 0043/7682 7663

Tees:
Padma AG,
CH-8603 Schwärzenbach,
Wiesenstraße 5,
Tel. 0041/1/8 87 00 00,
E-Mail: mail@padma.ch

Nahrungsergänzung aus dem Bienenhaus
Viabol von Vita nova:
D-87448 Waltenhofen,
Leutenhofen 19,
Tel. 0049/83 03/8 13,
Fax 0049/83 03/76 643

Salz

Barbara Hendel, Wasser und Salz,
INA-Verlag, CH-6340 Baar,
Grabenstraße 25,
Tel. 0041/41760 11 70

Wärmeanwendungen

Infrarotkabinen:
Vitatherm: K.J.G. Lohmann
GmbH,
D-61184 Karben, Robert-Bosch-Str. 66,
Tel. 0049/6039/43014,
Fax: 0049/6039/44723
Tepidarien:
Variotherm: A-2544 Leobersdorf,
Günseldorferstraße 3a,
Tel.0043/2256 64870

Funktionsbekleidung

Orthovox: A-8970 Schladming,
Obere Klaus 176,
Tel. 0043/3687 22551,
Fax 0043/3687 22088

Wiegebett

Felicitas Hostess, Felicitas,
CH-6341 Baar, Bahnhofstr. 9,
Postfach,
Tel. 0041/768 00 77,
Fax 0041/768 00 88
E-Mail: info@sleepy.ch

Reinigung von Elektrosmog, etc.
Memon
Werner Möglinger,
D-94508 Schöllnach, Oelberg 12
Tel. 0049/9907 89002
E-Mail: werner.moeglinger@web.de

Literatur, CDs, MCs und Videos

(unter www.dahlke@at. finden sich alle Titel mit Inhaltsverzeichnis)

Veröffentlichungen von Ruediger Dahlke

Schlaf – die bessere Hälfte des Lebens. München: Integral 2005.

Fasten Sie sich gesund. Berlin: Ullstein 2007.

Von der Weisheit unseres Körpers. München: Knaur 2004.

Aggression als Chance. München: Bertelsmann 2003.

Krankheit als Symbol – Handbuch der Psychosomatik. München: Bertelsmann 2000.

Krankheit als Sprache der Seele. München: Bertelsmann 1992, und München: Goldmann 1999.

Lebenskrisen als Entwicklungschancen. Zeiten des Umbruchs und ihre Krankheitsbilder. München: Goldmann 1999.

Mandalas der Welt. Ein Meditations- und Malbuch. München: Hugendubel 1995.

Arbeitsbuch zur Mandalatherapie. München: Hugendubel 1999.

Bewußt Fasten. Ein Wegweiser zu neuen Erfahrungen. München: Goldmann 1996.

Die Leichtigkeit des Schwebens. Beschwingte Wege zur Mitte. München: Integral 2003.

Entschlacken – Entgiften – Entspannen. Natürliche Wege zur Reinigung. München: Hugendubel 2003.

Frauen-Heilkunde. Be-Deutung und Chancen weiblicher Krankheitsbilder (mit Margit Dahlke und Volker Zahn). München: Goldmann 2003

Gewichtsprobleme. Be-Deutung und Chance von Über- und Untergewicht. München: Knaur 2000

Der Weg ins Leben. Schwangerschaft und Geburt aus ganzheitlicher Sicht (mit Margit Dahlke und Volker Zahn). München: Goldmann 2003.

Verdauungsprobleme. Be-Deutung und Chance von Magen-Darm-Problemen (mit Robert Hößl). München: Knaur 2001.

Herz(ens)probleme. Be-Deutung und Chance von Herz-Kreislaufsymptomen. München: Knaur 2000

Psychologie des blauen Dunstes. Be-Deutung und Chance des Rauchens. München: Knaur 2000.

Reisen nach Innen. Geführte Meditationen auf dem Weg zu sich selbst. Buch und zwei Übungskassetten mit Text und Musik. München: Hugendubel 1994 (auch als Ullstein Taschenbuch erhältlich).

Die wunderbare Heilkraft des Atmens. Körperliche, seelische und spirituelle Regeneration durch unsere elementarste Fähigkeit (mit A. Neumann). München: Integral 2000.

Das senkrechte Weltbild – Symbolisches Denken in astrologischen Urprinzipien (mit Nikolaus Klein). Berlin: Ullstein 2005.

Krankheit als Weg (mit T. Dethlefsen). München: Bertelsmann 1983, und München: Goldmann 2000.

Spirituelles Lesebuch (mit Margit Dahlke). München: Knaur 2000.

Habakuck und Hibbelig. Das Märchen von der Welt. Berlin: Ullstein 2004.

Woran krankt die Welt. Moderne Mythen gefährden unsere Zukunft. München: Riemann 2001.

Meditations Führer (mit Margit Dahlke). Darmstadt: Schirner 1999.

Gesundheitskarten. München: Integral 2003.

Depression. Wege aus der Nacht der Seele. München: Goldmann 2006.

Geführte Meditation auf CDs, MCs bei Goldmann, Arkana Audio

Text und Sprache von Ruediger Dahlke mit Musik von Bruce Werber und Claudia Fried

Selbsthilfe-Programme (Broschur + CDs) zu den Themen: *Entgiften – Entschlacken – Loslassen, Gewichtsprobleme, Rauchen, Ohrgeräusche/Tinnitus und Angst*

Reihe »Heil-Meditationen« mit den Titeln: *Tinnitus und Gehörschäden, Angstfrei leben, Schlafprobleme, Verdauungsprobleme, Mein Idealgewicht, Hoher Blutdruck, Niedriger Blutdruck, Rauchen, Krebs, Allergien, Rückenprobleme, Suchtprobleme, Kopfschmerzen, Innerer Arzt, Entgiften – Entschlacken – Loslassen, Lebenskrisen als Entwicklungschancen, Partnerbeziehungen, Den Tag beginnen, Tiefenentspannung, Naturmeditation, Mandalas – Wege zur eigenen Mitte, Visionen, Schatten, Hautprobleme* (2 CDs), *Frauenprobleme* und *Schwangerschaft und Geburt* mit Margit und Ruediger Dahlke, *Herzensprobleme*

Kindermeditationen: *Märchenland* und *Ich bin mein Lieblingstier.*
Doppel-CDs/MCs: *Elemente-Rituale, Heilungsrituale* (Musik von Shanti-prem).

CDs beim Rhythmus Verlag

Sucht und Suche, Verdauungsprobleme, Leberprobleme
Rhythmus Verlag,
84381 Johanniskirchen,
Hofmarktstraße 27,
Tel: 0049/8564/940747, Fax: 0049/8564/9191145
E-Mail: info@rhythmusverlag.de

Sternzeichenmeditation (Margit und Ruediger Dahlke) bei Carpe Diem,
Brucker Allee 14,
A-5700 Zell am See,
Tel. und Fax 00 43/65 42/5 52 86

Vorträge auf MC und Video

Die folgenden Vorträge sind erhältlich bei: Auditorium Netzwerk, Hab-spergstr. 9a, D-79379 Mühlheim, Tel. 0049-(0)7631-170743, Fax 0049-(0)7631-170745, E-Mail: audionetz@aol.com
Vorträge »Ganzheitliche Psychosomatik« auf MC und Video: *Krankheit als Symbol, Die sprituelle Herausforderung, Gesunder Egoismus? Gesunde Aggression?, Geleitete Meditation, Geführte Phantasiereisen, Deutung und Bedeutung von Krankheitsbildern, Reise nach Innen, Übergänge im Leben, Lebenskrisen als Entwicklungschancen, Die Reifungskrisen des Lebens, Die Psychosomatik von Krebs, Gesundheitliche Krisen – Krisen des Gesundheitssystems, Die Medizin der Zukunft, Krankheit als Sprache der Seele, Bedeutung der Rituale, Heilung durch Meditation, Gesund sein – Ganzheitlich Leben, Entgiften – Entschlacken – Loslassen, Depression, Wunden des Weiblichen, Säulen der Gesundheit, Moderne Reinkarnationstherapie. Was Sucht und Suche miteinander zu tun haben.*

Vorträge auf MC

Aggression als Chance, Entgiften – Entschlacken – Loslassen, Säulen der Gesundheit, Sucht und Suche, Reise nach Innen – Heilung durch Meditation, Übergänge im Leben, Gesundheitliche Krisen – Krise des Gesundheitssystems, Psychosomatik von Krebs, Gesund sein – ganzheitliche leben,

Krankheit als Sprache der Seele, Krankheit als Symbol, Krankheit als Weg, Medizin der Zukunft, Gesunder Egoismus – Gesunde Aggression, Depression, Woran krankt die Welt– Moderne Mythen gefährden unsere Zukunft, Die Leichtigkeit des Schwebens – Beschwingte Wege zur Mitte, Der Mensch und die Welt sind eins, Krankheitsbilder unserer Zeit, Sucht und Suche, Fasten – Gesund durch Verzicht, Lebenskrisen – Lebenschancen, Medizin der Vernunft, Spirituelle Herausforderung
Zwölf-Sternzeichen-Meditationen.

Vortrags-Videos

Woran krankt die Welt? Die Leichtigkeit des Schwebens, Bedeutung der Rituale in Vergangenheit und Gegenwart, Deutung und Be-Deutung von Krankheitsbildern, Reifungskrisen des Lebens, Moderne Reinkarnationstherapie – Erfahrungen aus 20 Jahren (alle auch als Audio-Kassetten).

Tagesseminare auf MC

Deutung und Be-Deutung von Krankheitsbildern, Krankheit als Symbol, Säulen der Gesundheit, Spirituelle Herausforderung, Gesunder Egoismus, Gesunde Aggression

Musik des Heil-Kunde-Zentrums (Rhythmus-Verlag) *Trommeln der Welt, Mantras der Welt I und II, Trance, Wege nach Innen, Planetenrhythmen, Amadinda, Shamanic*

Weiterführende Literatur

Anderson, Bob: Strechting. München: Goldmann-Ratgeber 1997

Brucker, M.O.: Unsere Nahrung – unser Schicksal? Emu 1999

Budwig, Johanna: Öl-Eiweiß-Kost. Kernen: Sensei 2000

Fischer-Rizzi, Susanne: Aromamassage. München: Hugendubel 1995

Fischer-Rizzi, Susanne: Botschaft an den Himmel. Anwendung, Wirkung und Geschichten von duftendem Räucherwerk. Baden: At-Verlag 2002

Frohn, Birgit/Rhyner, Hans-Heinrich: Vastu. Die indische Lehre vom gesunden Bauen und Wohnen. München: Hugendubel 1999

Halprin, Anna: Bewegungsritual. Tänzerische Meditationsübungen. München: Hugendubel 1997

Honauer, Urs: Wasser, die geheimnisvolle Energie für Gesundheit und Wohlbefinden. München: Hugendubel 1998

Lanz, Eduard: D-B-K-S (Dehnung- Bewegung-Kräftigung-Schlafen), Video Fit-Form-System

Meyer, Hermann/Sator, Günther: Besser leben mit Feng Shui. Wohnen und Arbeiten in Harmonie. München: Goldmann 2000

Michler, Peter/Graß, Monika: Gymnastik – aber richtig. Hard: Michler, P 1996

Michler, Peter: Mobilisieren, Dehnen, Kräftigen. Hard: Michler, P 1996

Pohle, Rita: Lebensräume gestalten mit Feng Shui. München: Hugendubel 2000

Temelie, Barbara: Ernährung nach den fünf Elementen. Sulzberg: Joy-Verlag 2002

Trager, Milton/Hammond, Cathy: Meditation und Bewegung. München: Heyne 2000

Waring, Philippa: Vom richtigen Wohnen. In Harmonie leben mit Feng Shui. München: Hugendubel 2002

Weise, Devanando: Harmonische Ernährung. München: Goldmann 2002

Weissman, Rosemary und Steve: Der Weg der Achtsamkeit. Vipassana-Meditationen. München: Hugendubel 1994

Wendt, Lothar: Krankheiten verminderter Kapillarmembranpermeabilität. Ernährung, Diät, Therapie. Stuttgart: K.F. Hang 1985

Register

Danksagung

Vor allem habe ich meinen Freunden *Baldur Preiml* für ungezählte Anregungen und Tipps auf einem langen, über weite Strecken gemeinsamen Weg und *Franz Mühlbauer* für praktische Anregungen aus vielen Seminaren, die wir im Hotel Garden im oberitalienischen Kurbad Montegrotto gemeinsam anbieten, zu danken.

Meinen Seminarteilnehmern und Patienten danke ich für das entgegengebrachte Vertrauen und die vielen Ideen und Anregungen, die sie mir über die Jahre vermittelten.

Der *Merkur-Versicherung*, mit der mich eine lange Zusammenarbeit verbindet, im Laufe derer sie sich von einer »Kranken-« zu der heute viel angemesseneren »Gesundheits-Versicherung« gemausert hat, danke ich für die Bereitstellung der neuesten Umfrageergebnisse des *Market-Instituts* über die Gesundheitssituation in Österreich.